M. PASTEUR ET LE CHARBON

M. PASTEUR ET LE CHARBON

PASTEURISME

ISOPATHIE ET HOMŒOPATHIE

PAR

Le Docteur H. KRÜGER

DE NIMES

Rédacteur de la « Bibliothèque homœopathique, »
Membre de la Société hahnemannienne fédérative,
Ex-interne des hôpitaux de Lyon.

« Vous êtes, dit l'auteur à Hahnemann,
» le nouveau soleil bienfaisant qui se lève sur
» l'animalité malade, et, en son nom, je pose
» la première pierre de votre temple à côté de
» celui d'Esculape. » — Lux : *Zooiasis.*

PARIS

LIBRAIRIE J.-B. BAILLIÈRE ET FILS

Rue Hautefeuille, 19, près le boulevard Saint-Germain.

Londres — BAILLIÈRE, F. TINDALL AND COX | Madrid — CARLOS BAILLY-BAILLIÈRE

1883

AVANT-PROPOS

Le génie allopathique, le génie de l'erreur cachée sous les séductions de la forme, tente un suprême effort avec les expériences de M. Pasteur : la recherche des parasites microscopiques chez les malades, et leur traitement par les désinfectants. « Tuer les petites bêtes sans tuer le malade, » voilà le dernier mot de la thérapeutique officielle. C'est une résurrection de la tentative de Raspail. Ce dernier a réhabilité le camphre, mais n'a amené personne, en dehors de notre école, à l'étudier méthodiquement, scientifiquement, véritablement. M. Pasteur signale l'importance de la médecine préservatrice, et des moyens indiqués par la loi de l'analogie, mais personne ne sera amené par lui à la conclusion légitime, si aucune voix ne s'élève dans le camp homœopathique, ou si cette voix ne parvient pas à se faire écouter.

Voici bientôt cinquante ans que l'homœopathie préserve et guérit du charbon par une méthode plus perfectionnée que celle de M. Pasteur, et, à côté de la supériorité des résultats, on y trouve le germe de conclusions toutes différentes pour la médecine en général, conclusions beaucoup plus pratiques et efficaces. Tels sont les principes que je me suis proposé de mettre en relief dans cette étude, qui a paru d'abord dans le journal « *la Bibliothèque homœopathique*, » numéros de novembre 1881, janvier, octobre et novembre 1882.

Une importante étude des effets du virus charbonneux sur l'homme sain ayant été publiée en Amérique par le docteur Héring, elle m'a confirmé dans la pensée de mettre en lumière ces données historiques, trop-ignorées dans notre pays et oubliées peut-être d'une manière générale. Il y a ici une question de priorité importante au sujet des expériences mêmes de M. Pasteur, sans parler du droit que cette priorité corrobore, en faveur de l'école homœopathique, de poser ses conclusions doctrinales en face de celles de M. Pasteur.

A ces revendications d'expériences, qui ne sont plus, du reste, du domaine de l'histoire, (1) viennent s'ajouter tous les jours les échecs de ceux qui ont voulu trop généraliser une méthode, applicable seulement à un certain nombre de faits. C'est ainsi que, pour le traitement de la fièvre typhoïde, l'insuccès et le danger des antiseptiques viennent d'être proclamés à l'académie de médecine et au sein de plusieurs sociétés savantes de Paris, à la grande satisfaction de tous les homœopathes qui, comme moi, viennent encore de constater les heureuses guérisons de cette maladie par l'homœopathie.

Les tentatives, jusqu'ici infructueuses, de M. Pasteur pour inoculer préventivement la rage, comme il a inoculé le charbon, l'étude si riche faite par l'école homœo-

(1) M. de B. a traité dernièrement, dans les environs de Nimes, un troupeau de 120 moutons par notre anthracine et au lieu de perdre annuellement 20 à 30 bêtes du charbon, il n'en perd que 3 ou 4, et encore n'est-il pas sûr que ce soit du charbon.

pathique du virus rabique, et le traitement si simple et puissant de la rage par notre thérapeutique ; les suites funestes même des inoculations charbonneuses dans un grand nombre de cas, (1) la nécessité, reconnue par M. Pasteur, de créer une caisse d'assurances pour indemniser les propriétaires lésés par ces expériences, (2) ne font-elles pas songer involontairement

(1) Quinze moutons inoculés selon la méthode de M. Pasteur sont morts du charbon à la ferme de Vincennes .. Un vétérinaire qui se plaignait à M. Pasteur de voir succomber la plupart de ses vaccinés, reçut pour réponse que ses virus-vaccins n'avaient pas été bien préparés... A la Société centrale de médecine vétérinaire de France, séance du 8 juin 1882, M. Pasteur a reconnu que certains accidents sont le fait du vaccin fourni par son laboratoire. Les vaccins étaient affaiblis par l'action du temps : autant de moutons mal vaccinés, autant de tués par le charbon artificiel. Il fallut se remettre à l'œuvre pour reconstituer les vaccins. (Docteur Boëns : *L'Ecole vaccinatrice et l'Ecole antivaccinatrice*. Bruxelles. Manceaux, éditeur.)

Le docteur Pelletan, dans le *Journal de micrographie,* dit ceci : Des animaux vaccinés contre le charbon, par M. Pasteur, furent réfractaires à une inoculation ultérieure faite avec un virus pris dans une bouteille n° 3, et considéré comme très-infectieux, mais, inoculés ensuite avec le liquide d'une tumeur charbonneuse, ils sont parfaitement morts du charbon comme ceux qu'on n'avait pas vaccinés.

« L'inoculation des virus-vaccins, dit M. Eugène de Masquard, de Nimes, n'est pas seulement la plus grande mystification du siècle, elle est encore l'ensemencement universel du charbon. »

(2) Docteur Boëns, *Loco citato*, p. 15. M. Pasteur voulait prélever 10 centimes par mouton vacciné. Un agronome français, très-distingué, a répondu que ce n'était pas 10 centimes, mais 2 francs qu'il faudrait prélever, et encore à ce prix la caisse de M. Pasteur ferait faillite. Ajouterons-nous, avec le *Journal maritime de Cette*, qu'il faudrait créer une seconde caisse pour assurer les individus qui ingèreraient la viande de ces animaux mal vaccinés ?

aux malheureuses tentatives de l'inoculation de la variole? (1)

Du reste, l'inoculation vaccinale elle-même est de plus en plus contestée (voir à ce sujet les innombrables écrits de l'école anti-vaccinatrice. L'insuffisance préservatrice de la vaccination par le virus jennérien ou celui qui provient directement de la génisse (cas de variole chez des enfants de 2 et 4 mois, vaccinés avec succès auparavant. Académie de médecine), l'augmentation des cas de variole et de la mortalité à chaque épidémie nouvelle, (2)

(1) M. Bouley, toujours entraîné dans la voie lumineuse que semble tracer M. Pasteur, parla de la défiance que les Arabes manifestent à l'égard de la vaccine et de leur coutume persistante de se faire inoculer de la variole, et émit la pensée qu'on pourrait profiter de cette occasion pour pratiquer des inoculations avec le virus *dilué* de cette maladie. M. Blot répondit avec véhémence, que le consentement des intéressés ne suffit pas à la conscience médicale pour risquer des expériences. (Académie de médecine, séance du 3 octobre 1882.)

Dans la louable intention d'éteindre en nous le germe de tous les maux, on ne peut faire de notre organisme un milieu de culture où les microbes, grouillant pêle-mêle, finiront par détruire l'atome de santé qui nous reste. (*Union Médicale*, octobre 1882.)

(2) En Angleterre, la vaccine a été rendue obligatoire par un acte du Parlement, en 1853, 1867 et encore plus en 1871. Depuis 1853, on a eu trois épidémies de variole :

	Dates	Morts de la variole
1re	1857-58-59	14.244.
2e	1863-64-65	20.059.
3e	1870-71-72	44.840.

Augmentation de la population de la première à la seconde épidémie	7 p. cent.
Augmentation de la variole dans la même période, presque	50 p. cent.
Augmentation de la population de la deuxième à la troisième épidémie	10 p. cent.
Augmentation de la variole dans la même période.	120 p. cent.
Morts de la variole dans la première période décennale après l'application de la loi sur la vaccine obligatoire (1854-63)	33.515.
Dans la seconde (1864-73)	70.458.

(Right Hon. G. Sclater-Booth, février 1877.)

l'augmentation proportionnelle des cas de syphilis infantile (les 7/10 au lieu des 2/3), ont donné lieu ces derniers temps, en Allemagne, Belgique, Angleterre, à un mouvement d'opposition si grand à l'égard de la vaccine, que le gouvernement allemand en particulier s'en est ému et que notre ambassadeur à Berlin en a écrit à notre ministère pour l'inviter à provoquer une enquête sur cette question.

Ce qui s'est passé pour la vaccine et les épidémies de variole se passera pour l'inoculation charbonneuse et les épizooties de charbon. L'anthracoïde, dans sa semence et sa puissance de développement (régénérations virulentes de Pasteur), sera partie intégrante et constitutionnelle des troupeaux, et lorsque des conditions d'épidémie se produiront, elles le feront fructifier dans des proportions d'autant plus grandes. Plus étendu sera le terrain sur lequel on aura semé l'anthracoïde, plus fort sera aussi le rendement dans les saisons propices. Ainsi, au lieu d'attaquer directement l'ennemi, on cherche en l'introduisant dans la place petit à petit, à s'habituer à sa présence ; mais *il se réserve de terribles intelligences avec le dehors.* Et puis, figurez-vous la médecine moderne inoculant à l'homme les bactéries de toutes les maladies contagieuses qui existent sous le soleil, y compris la syphilis. Représentez-vous les enfants ainsi inoculés, devenant la sentine de toutes les maladies. Et cette folie, ce rêve d'inoculation est mis en avant au moment même où, dans le public, la foi en l'efficacité de la vaccine contre la variole s'affaiblit de plus en plus et où, dans beaucoup de cas, les hommes préfèrent encourir des pénalités légales plutôt que de s'exposer aux risques d'infection par la lancette du docteur. Et les vétérinaires, emboîtant le pas des médecins, répandent dans les troupeaux, le bétail, la cavalerie, la basse-cour ces germes de détérioration et de mort. « L'histoire de la vaccine, dit le » Dr Garth Wilkinson, tient, comme l'agent de po- » lice, sa lanterne sourde et la fait refléter sur bien » d'autres effets morbides que ceux infligés par la va- » riole et la vaccine à l'espèce humaine. La même » lanterne jette la même lumière sur les conséquences » du système de M. Pasteur, comme auteur et source de » maladies animales. Cette détérioration des espèces » animales s'opérant d'une façon lente et insensible, » conduira à la pratique universelle du régime végétal. » Dès lors, M. Pasteur n'aura plus de troupeaux à em- poisonner. »

Pour moi, je crois qu'il en sera de la clavelée, de la péripneumonie contagieuse des bêtes à cornes, du rouget des porcs, etc., comme il en a été de la variole, et comme il en est de plus en plus de la vaccine, et peut-être déjà du charbon. On pourra obtenir certains résultats de préservation immédiate ou momentanée ou à l'égard d'un empoisonnement artificiel, mais on ne pourra guérir ces maladies écloses ; on tuera beaucoup d'animaux et l'on répandra dans le sang des espèces animales le germe du développement ultérieur de ces maladies, développement plus facilement provoqué par les causes externes, naturelles, miasmatiques.

M. Pasteur, qui n'est pas médecin, (qu'on ne l'oublie pas) (1) n'a pas craint, appuyé sur de telles prémisses, de dire qu'il fallait jeter au panier le travail de plusieurs

(1) On ne saurait trop répéter que M. Pasteur n'est pas médecin. Pour l'allopathie, c'est peut-être un inconvénient secondaire ; pour nous il est capital.

générations médicales, que toutes les maladies provenaient, soit de l'âge, soit des microbes ; que sur cette nouvelle classification il fallait édifier une médecine nouvelle, que jusqu'à présent la médecine ne s'est défendue que par des théories vitalistes cachant un vide complet. On a présenté ces expériences comme la plus grande découverte médicale du siècle. Il est bon que l'école homœopathiste réagisse contre ces assertions *profondément erronées.*

Déjà un auteur non suspect d'homœopathie, le Dr Boëns, s'est exprimé ainsi dans sa récente brochure : « Le plus » grand triomphe de l'Ecole vaccinatrice française c'est » d'avoir *domestiqué les virus*, selon l'expression cou» rante. Mais il y a longtemps que les homœopathes » nous avaient appris l'art facile de *domestiquer* les » poisons les plus violents, les sucs végétaux et animaux » les plus délétères, les venins et les virus. Tous ces » produits, redoutables germes de maladie et de mort, » suivent absolument les mêmes lois. On les atténue à » volonté par tous les procédés de dilution, si habilement » appliqués par Hahnemann. De sorte que j'ai pu, » autrefois, porter ce défi aux homœopathes sincères : » « J'avalerai vos poisons les plus terribles, à condition » qu'ils soient portés à une *domestication* suprême. » » Les inoculateurs actuels ne sont que les plagiaires de » nos bons homœopathes ; et cependant nos écrivains » classiques en viennent à hisser leur idole du jour sur » le pavois d'où ils ont précipité l'inventeur de l'homœo» pathie. Hahnemann, ajoute-t-il, a rendu d'immenses » services à l'humanité en provoquant une réaction » nécessaire contre l'abus des drogues allopathiques; » tandis que les « domestiqueurs de virus » n'ont

» fait jusqu'ici que décimer, énerver, atrophier (scrofule, » rachitisme inoculés) les races humaines et animales » avec leurs virus-vaccins trop peu dilués ou impurs !!»

Je conclus donc ces considérations en disant : Revenons aux procédés isopathiques, sources des prétendues découvertes de M. Pasteur, qui se présente à tort comme un rénovateur de la médecine. Ils sont à la fois sans danger et plus puissants, car ils ne se bornent pas à préserver de la maladie, mais la guérissent sûrement. Ils ne s'appliquent en outre qu'à l'heure du péril ; ils ne compromettent donc pas la santé des animaux et de ceux qui les consomment ; ils sont à la portée de tous. Ils confirment enfin, en vertu de la loi de Héring, la grande loi découverte par Hahnemann, le créateur de la médecine scientifique et pratique.

Nimes, 16 février 1883.

M. PASTEUR ET LE CHARBON

ENCORE UNE PALE IMITATION DE L'HOMOEOPATHIE

Lux et l'Isopathie. — Attomyr, Gross, Stapf, Hartmann, Héring et la Psorine. — Héring, les Venins de serpent et les virus rabique et variolique. — Vaccinine, Varioline, Hydrophobine, Morbilline, Ozénine, Syphilitine. — Weber et l'*Anthracine* (sa pathogénésie). — Dufresne et la guérison du charbon chez les animaux et chez l'homme. — Theuillé, virus et guérison de la peste.

Ceci n'est point absolument une attaque contre M. Pasteur. *Il est bien évident que M. Pasteur nous a volés! Mais à qui la faute*? Voilà la question que nous nous posons.

M. Pasteur est doué d'un incontestable talent. La France en général et l'agriculture en particulier lui doivent beaucoup. Ses découvertes sur les maladies des vins et des vers à soie lui créaient déjà de nombreux titres à la reconnaissance de ses concitoyens. Il a fait plus: Il a su remettre en lumière, dans un pays d'intolérance scientifique comme le nôtre, et avec les instruments imparfaits dont il dispose, en dépit de son talent d'expérimentateur, des principes fort importants et qui ne sont qu'un précieux développement de l'homœopathie. Aussi le prestige de son nom est-il grand, si grand que la Société hahnemannienne a voté l'insertion dans son journal d'un article très-élogieux à l'endroit du grand chimiste, sans faire ses réserves sur la question de priorité. Et pourtant, même dans ces expériences remarquables, dont on a tant parlé ces derniers temps, M. Pasteur a bénéficié du régime d'ignorantisme dans lequel nous détient la toute puissante Université! (1)

Pourquoi, en effet, M. Pasteur n'apprendrait-il ou ne reconnaîtrait-il pas les merveilleuses découvertes de ses nobles prédécesseurs? Pourquoi marche-t-il encore si timidement dans la voie des résultats? (2) Parce qu'il se laisse enchaîner par l'esprit matérialiste de notre génération. Tandis qu'il manipule si laborieusement ses liqueurs virulentes, l'homœopathie marche depuis longtemps à grands pas dans le chemin qu'il n'a fait qu'entrevoir.

§ I. — Lux et l'Isopathie.

En 1823, Lux, vétérinaire à Leipzig, appliqua le premier le traitement homœopathique aux animaux malades. Malgré la difficulté de cette pratique où la rareté des expressions symptomatiques rend les indications très-obscures, Lux obtint un grand succès, comme son journal « *Zooiasis* » en fait foi. C'est alors qu'il eut l'idée d'un système auquel il donna improprement le nom d'*Isopathie* (traitement par les *identiques*). Dans l'art

(1) Il s'agit ici d'une institution. Le professeur Imbert-Gourbeyre, et, parmi les morts, les professeurs Risueno d'Amador, Parlier, Grouigueau, etc., n'ont pas craint de faire entendre cette protestation.

(2) Il n'est pas question ici de la quantité, mais de la qualité.

vétérinaire, les indications se tirent presque toutes de l'inspection des changements matériels survenus dans l'apparence et la texture des organes. L'anatomie pathologique y joue par conséquent un grand rôle : Lux fut naturellement entraîné à l'étude des produits morbides et, sous l'influence de la notion homœopathique, il en vint à l'examen des propriétés délétères de ces produits, de leur action infectante transmissible, et crut reconnaître que les virus administrés aux préparations convenables étaient capables de guérir les maladies sous l'influence desquelles ils s'étaient développés dans l'organisme, c'est-à-dire que le mal trouvait en lui-même son antidote. Il vit là une nouvelle loi, qu'il se hâta d'élever en face de la loi homœopathique.

A première vue, cette proposition générale offrait une absurdité choquante ; on aurait dû se contenter de dire que certaines causes morbides spéciales font naître dans l'économie des *produits* qui peuvent servir d'antidotes à leurs effets délétères; ce n'est alors qu'une similitude. Nous verrons plus loin comment Héring développe cette explication.

Quoi qu'il en soit, Lux publia une brochure intitulée : *Isopathik der contagien,* dans laquelle on trouve un mélange de faits vrais et faux, à l'appui de sa thèse. Je ne parlerai ici que des bonnes preuves, voulant montrer ce qu'il y a de vrai à mon sens dans ce qu'on a appelé l'*Isopathie.*

Ces preuves sont donc l'inoculation préservatrice de la vaccine et de quelques autres virus; la possibilité de dissiper par de hautes dilutions les effets fâcheux des mêmes remèdes administrés à trop forte dose. Pour ce qui est de la vaccine, on remarquera tout de suite que l'identité n'est ici pour rien; mais la similitude est évidente, et M. Pasteur avec le monde scientifique tout entier n'a pas méconnu l'importance de ce rapprochement, en donnant au procédé nouvellement découvert le nom impropre de vaccination charbonneuse. Quant aux dilutions, elles sont aussi approuvées par nos adversaires : M. Davaine dilue, M. Pasteur dilue ! La dilution opère une transformation importante dans les propriétés de la substance toxique. Tandis que le poison, donné à fortes doses, avait empiré l'état du malade, surtout lorsqu'il affectait avec la maladie une relation spécifique, parallèle (*Mercure* dans la syphilis, *China* dans les fièvres, *Soufre* dans les affections cutanées, *Camomille* dans les entéralgies, *Iode* dans les engorgements glandulaires, etc.), la faible dose se borne à stimuler la réaction oppressée par la forte dose, sans troubler autrement l'économie.

Lux avait aussi invoqué à l'appui de sa théorie une croyance populaire, d'après laquelle la guérison d'une piqûre venimeuse s'obtiendrait en écrasant sur la plaie l'organe secréteur du venin, soit d'un reptile, soit d'un insecte. La question des venins est connexe avec celle des virus. Mais le fait ci-dessus fût-il confirmé, la théorie des identiques ne saurait en être corroborée.

Héring a replacé la question sur son véritable terrain, en montrant que les venins de serpents, convenablement triturés et dilués et portés dans le tube digestif, retrouvaient dans cet état et ces conditions une activité spéciale, non pour combattre les effets de la morsure (?), mais bien des maladies spontanées plus ou moins analogues à celle de l'inoculation. Par ces différences d'application, de préparation (l'état moléculaire n'est plus le même) et surtout de temps, le venin acquiert des propriétés différentes : il n'est plus qu'un semblable du venin primitif. La différence est ici bien plus grande encore que pour les poisons minéraux ou végétaux, dont le mode d'application reste le même, et qui ne peuvent affecter qu'une seule manière d'agir.

Quoi qu'il en soit du reste des venins, revenons à la question des virus, qui nous intéresse spécialement. Les résultats les plus remarquables des recherches effectuées au nom de l'isopathie ont été la constatation des propriétés de plusieurs virus dynamisés, tels que la *Psorine*, la *Vaccinine*, la *Morbilline*, l'*Ozénine* et l'*Anthracine* de laquelle nous allons nous occuper d'abord. Nous reviendrons plus loin, à propos de la *Psorine*, sur l'ingénieuse théorie par laquelle Héring a cherché à expliquer les effets merveilleux produits par cette classe de médicaments en général et ce produit morbide en particulier.

§ II. — Weber et l'anthracine.

C'est au Dr Weber, conseiller à la cour de Hesse, médecin du prince de Solms-Lick et Hohen-Solms, auteur d'un ouvrage classique en homœopathie, que nous devons la connaissance du remède spécifique contre l'anthrax ou charbon des animaux. Après plusieurs années d'expériences, ce médecin publia, sur cette affection contagieuse, la monographie la plus complète qui ait paru jusqu'en 1847, année où écrit le Dr Rapou (*Der Milzbrand und dessen sicherstes Heilmittel*, von Dr G. A. Weber. — Leipzig, 1836), et dans laquelle se trouve l'exposé de sa découverte thérapeutique.

Guidé par la doctrine féconde de l'homœopathicité, Weber chercha dans l'organisme infecté, le produit morbide qui pourrait être doué de propriétés semblables à celles du virus de l'anthrax et de la faculté d'exciter la réaction générale contre l'effet délétère de cet agent. Le sang, qui en est le véhicule par excellence, ne lui donna aucun résultat satisfaisant; tous les individus infectés

auxquels il l'administra, périrent aussi promptement que s'ils n'avaient rien pris. Ce fut la rate gangrenée qui lui fournit l'élément curatif qu'il cherchait.

Une lésion anatomique caractéristique de l'anthrax, chez les animaux, est la putréfaction gangréneuse de la rate, d'où le nom de *Milzbrand* que les Allemands donnent à cette maladie. Weber eut l'idée de soumettre à la préparation hahnemannienne le suc sanieux qui s'écoule de cet organe. Quelques gouttes mêlées à de l'esprit de vin furent portées jusqu'à la 30ᵉ dilution et quelques globules imbibés de ce liquide, donnés à des intervalles d'autant plus rapprochés que l'animal est plus malade, dissipent le mal et conjurent le danger imminent avec une puissance, une promptitude qui offrent le type idéal de l'action spécifique.

Il donne donc, tous les quart d'heure et toutes les demi-heure cinq globules d'*Anthrax* 10ᵉ dans un morceau de pain, jusqu'à ce qu'il ait écarté tous les symptômes graves, le tremblement, le froid des cornes et des oreilles, le hérissement du poil, la constipation : ce qui nécessite depuis une jusqu'à cinq doses. Il fait ensuite donner la même dose toutes les trois ou quatre heures, jusqu'à complet rétablissement. A l'exception de trois ou quatre cas, où d'autres moyens avaient été préalablement employés, ou bien où, par une fausse crainte d'insuccès on n'a pas donné un nombre de doses suffisant d'*Anthracine,* il a guéri tous ceux qui se sont présentés à lui, savoir de 80 à 90, dont il s'est fait donner les attestations par les autorités locales.

Il communique, sur cette maladie et son traitement, les observations suivantes : « Le *mal de rate* revient quelquefois avec fureur de huit à seize heures après que la maladie a paru guérie; il convient donc d'observer avec soin l'animal dans les premières vingt-quatre heures, afin de pouvoir lui donner le remède immédiatement après qu'on a reconnu le retour du mal. Cette mesure de prudence ayant été négligée dans le commencement d'une épidémie, un nombre de bêtes réputées guéries périt très-promptement. Quelquefois il se manifeste des gonflements ou enflures et des tumeurs après la guérison de la maladie. Ces affections consécutives, ainsi que je m'en suis assuré par plusieurs expériences sur divers autres remèdes, ne se guérissent jamais aussi sûrement et promptement que par l'usage continué d'*Anthracin*, une dose toutes les six heures. S'il reste de l'inappétence, c'est à une dose de *Nux vomica* 30, ou *Sulfur* 30, qu'il faut recourir ; on voit alors tout le reste de la maladie disparaître. » Weber n'a jamais prescrit une diète particulière, soit dans cette maladie, soit dans aucune autre chez les animaux. En dernier lieu il a trouvé qu'*Anthracin*, réussit très-bien dans le *mal de rate* des moutons.

Voici quelques cas de guérison :

— Une vache, portant la tête basse, comme si elle était frappée de stupeur ; elle a des secousses, des tremblements de jambes ; elle a beaucoup de peine à se tenir debout; les oreilles sont froides, appétit nul ; il y a ischurie et constipation : *Anthracin*, quatre doses, une tous les quarts d'heure, guérit l'animal, auquel il survint de l'enflure, qui céda à l'usage répété du remède.

— Une autre vache atteinte, au dire des connaisseurs, de la même maladie, fut rapidement et complètement guérie avec trois doses.

— Une autre vache perd subitement l'appétit, tremble fortement et cesse de donner du lait ; ses oreilles et ses cornes sont froides ; les yeux se cachent dans l'angle de l'orbite : — Deux doses *Anthracin* 30 (6 globules) la guérissent rapidement.

— Une autre vache se met subitement à trembler, au point qu'à chaque instant on croit qu'elle va périr ; elle tourne circulairement la tête, qu'elle dirige en haut, les cornes et les oreilles sont froides, puis brûlantes ; l'appétit est nul. Une seule dose *Anthracin* la rétablit.

— Une vache cesse de manger; son poil se hérisse; la respiration devient courte; les oreilles et les cornes sont chaudes; les urines et les selles sont arrêtées; elle mugit lorsqu'on lui presse le dos. Trois doses la guérissent.

— Une vache tombe subitement malade du mal de rate; elle tremble de tout son corps, depuis les jambes de derrière jusqu'à la tête, avec des secousses vers cette partie dont elle cornait; appétit nul ; peau rude et poil hérissé ; cornes et oreilles froides ; enfin elle se couche et ne peut se relever. Après deux doses *Anthracin*, elle se releva et mangea.

— Une vache avait déjà été saignée deux fois pour le mal de rate, et on lui avait fait avaler des boissons non sans augmenter ses souffrances. Là-dessus, on appela Weber, qui, avec deux doses d'*Anthracin* la guérit.

— Une vache avait aussi reçu des boissons contre le même mal, sans succès; sept doses la guérissent.

— Un bœuf se mit subitement à trembler, marchant devant lui comme stupide; il cessa de manger, son poil se hérissa, les cornes et les oreilles devinrent froides ; les selles et les urines furent arrêtées; il guérit de la même manière, (27 juin 1845).

Le Dr Gross ajoute en note : Ces observations méritent la plus grande attention de la part des médecins homœopathes. La proposition affirmant que les maladies contagieuses (du moins celles qui sont aiguës) se guérissent par leurs produits dynamisés, qui même en sont un préservatif, reçoit de ces faits une remarquable confirmation, et le respectable auteur mérite, par leur communication, la plus grande reconnaissance de la part des savants. (*Allgemeine homœopatische Zeitung*, vol. VII, page 98.)

§ III. — Dufresne et ses cures.

Voici maintenant les observations du Dr Dufresne, relatives à la guérison du charbon, à la fois sur les animaux et sur l'homme. Elles sont consignées dans la « *Bibliothèque homœopathique de Genève* » aux tomes V et VIII.

1re *Observation.* — Le jeudi 4 septembre 1834, le sieur Jean Fontanet, de Veyrier, ouvrier agriculteur, âgé de 40 ans, fort et bien constitué, est venu réclamer mes soins pour l'état pathologique dont voici la description : Enflure élastique rénitente, ayant quelques rapports de similitude avec l'emphysème, et occupant toute la partie latérale gauche du cou, depuis le sommet de l'épaule jusque sous l'oreille et à moitié de la joue, et depuis les apophyses épineuses cervicales et le haut du dos jusqu'à la trachée-artère et la partie supérieure de la poitrine. Au centre de cette enflure, sur le trajet de la carotide, de la jugulaire et du muscle sterno-cléido-mastoïdien, tumeur ovale allongée d'avant en arrière, longue de trois pouces, et large de un et demi présentant un centre noir, sec et complètement gangrené de 18 lignes de long sur 9 à 10 de large, et une aréole vésiculeuse, formant bourrelet, de 9 à 10 lignes de large. Vésicules du bourrelet aréolaire remplies d'une sérosité presque blanche à la partie extérieure, puis jaune, rousse, brune, et enfin noirâtre à mesure qu'elles se rapprochent du centre. Il ne suinte du tout qu'un peu de sanie noirâtre et fétide; peu de douleur; sentiment de stupeur et d'étranglement de la partie, accompagné de quelques sensations passagères de cuisson et d'un malaise de tête momentané que le malade compare à des vapeurs qui traverseraient cet organe. Tête inclinée sur le côté droit et impossibilité de la mouvoir sans ressentir des douleurs assez vives le long des muscles postérieurs du cou, à la nuque surtout. Bouche entr'ouverte par suite du gonflement de la joue et écoulement de salive sur le menton, surtout quand le malade est couché sur le côté ou un peu incliné en avant. Visage pâle, hâve, affaissement général, sueur sans coloration ni chaleur de la peau qui puisse la motiver. (La matinée était belle, le temps fort chaud, et le malade venait de faire à pied une marche de 25 à 30 minutes.) Pouls élevé et mou, sans vitesse; langue humide d'un pâle légèrement bleuâtre; appétit faible, soif nulle, estomac et ventre en assez bon état, fonctions normales, et tous les vicères pectoraux sans altération.

Le malade interrogé sur l'origine et la marche de cette affection, répond : « Jeudi, 28 août, fauchant à l'ardeur du soleil, sans autre vêtement que mon pantalon et ma chemise, je sentis, dans l'après-midi, une démangeaison au cou et j'y portai la main à diverses reprises pour me gratter; après la démangeaison, arriva un peu de cuisson, et l'après-midi un camarade me dit que j'y avais une petite tache rouge comme une piqûre de moucheron ou de puce; la démangeaison ne fit qu'augmenter, et la petite place devint dure dans le commencement de la nuit. Je dormis passablement et, à mon réveil, mon premier mouvement fut de porter ma main au cou. La dureté avait augmenté, elle me paraissait au doigt comme la moitié d'une petite fève aplatie, il y avait au milieu une vessie pleine d'eau rousse, et quand elle fut percée, je me crus guéri. Je fus à mon travail comme de coutume, mais sans courage; la démangeaison revint, de même que la cuisson et un peu plus d'enflure; tout s'augmenta à mesure que la chaleur du jour devenait plus forte. L'après-midi je pus à peine me traîner, je ne travaillais que par force; la place de la vessie rompue le matin devenait noire, et elle se bordait d'autres petites vésicules ; la dureté et l'enflure étaient fort augmentées à l'entrée de la nuit; je me couchai presque sans avoir mangé; j'eus de l'assoupissement, mais peu de bon sommeil, et le lendemain, samedi, je fus bien malade. La place noire s'était élargie, de même que les vessies qui la bordent; l'enflure avait beaucoup augmenté; j'avais mal à la tête, de la fièvre; je gardai le lit et j'étais sans appétit. La nuit ne fut pas bonne, tout allait croissant, et l'enflure était déjà jusqu'à l'épaule et sous le menton, dimanche matin. Dans la matinée, je saignai par le nez assez copieusement, et mon mal de tête diminua ; le reste du mal augmenta peu, et la fièvre disparut dans la nuit, qui fut meilleure que la précédente. Lundi et mardi, je fus mieux, je me levai et je crus que j'allais guérir; l'enflure du devant du cou, et celle de dessous le menton qui me gênait le plus, avaient un peu diminué ; la tumeur a grossi en tous sens et l'enflure a repris sa marche croissante ; elle a peu augmenté dans le cou, mais elle a envahi tout le derrière de la tête que je ne puis tourner depuis hier soir ; cette nuit elle a gagné l'oreille et la joue. Je souffre peu, mais je ne suis bon à rien : le mal m'écrase, et il faut toujours que je sois couché ou assis. Je ne puis même pas rester bien longtemps dans cette dernière position, la tete est lourde, son poids me fatigue. J'ai été assoupi cette nuit, sans bon sommeil, et ce matin j'ai eu bien de la peine à me traîner pour arriver chez vous. »

Nous ne disserterons point, continue l'auteur, sur l'essence de cette affection, ce serait contraire à nos principes et contraire à la raison, car plusieurs fois déjà nous avons établi que l'essence des maladies tient à l'essence de la vie. Nous ne discourrons point non plus pour établir un diagnostic : tout médecin qui a jamais vu le développement de l'action du miasme de l'*anthrax* dit *anthrax malin*, *pustule maligne* ou *pustule charbonneuse*, le retrouve tout entier dans le narré de Fontanet, et il le voit arrivé à son troisième stade dans le tableau que nous avons donné des symptômes.

Si nous passons au pronostic de cette affection pathogénétique, on voit d'emblée que la vie de l'individu était gravement compromise, qu'elle était épuisée par les efforts réactionnels qu'elle faisait inutilement depuis huit jours, surtout par ceux qui avaient amené l'état tumultueux et fébrile du samedi et du dimanche; que le moment de calme, le temps d'arrêt qu'elle avait eu le lundi et le mardi n'ayant pu lui ramener l'ordre normal des fonctions, elle aurait évidemment succombé dans la lutte qui s'était renouvelée avec plus de force depuis le mercredi. Sous le point de vue topique on ne trouve non plus rien de satisfaisant; la gangrène avait porté ses ravages jusque dans les tissus sous-cutanés, tout près de la carotide, de la jugulaire, gagnait le haut de la poitrine et le devant du cou, allait gêner la respiration comme déjà elle l'avait fait de la circulation; la mastication était impossible depuis qu'elle avait envahi la joue; tout, en un mot, concourait à rendre fâcheux le pronostic, et si nous n'eussions eu pour moyens curatifs que le fer et le feu, ou des caustiques d'une application plus incertaine et plus difficile encore, nous n'aurions pas balancé à déclarer une mort prochaine presque assurée.

Tels étaient les termes d'un problème tout à fait nouveau pour nous dans l'homœopathie, et, quoiqu'elle nous offre des moyens de guérison bien supérieurs à tout ce qui est à la disposition du médecin selon les écoles régnantes, nous devons avouer que nous n'étions pas sans hésitation et sans inquiétude. — Parmi les agents divers que présente la pathogénésie, comme propres à aider la force médicatrice de la nature dans un travail de si haute importance, il fallait choisir le meilleur; tout tâtonnement était interdit par l'urgence. L'*Anthracine* dynamisée nous parut préférable, et elle fut administrée comme suit : deux globules 10ᵉ puissance furent placés sur la langue du malade, deux autres furent mis en solution dans six cuillerées d'eau, qui devaient être prises de quatre heures en quatre heures, et quatre dissous dans huit onces d'eau aiguisée d'un peu d'eau-de-vie, furent destinés à servir de topique en en humectant des compresses. Eau sucrée et décoction de gruau pour tisane et nourriture.

Le malade s'en retourna comme il était venu, et je le visitai le soir à sept heures. Il était au lit, présentait un aspect et un maintien qui annonçaient du mieux-être, l'enflure avait diminué sous l'oreille et à la joue; du reste, aucun changement. La première des six cuillerées avait été prise à midi, et la seconde a quatre heures. Même prescription que le matin : troisième cuillerée à prendre à huit heures, et quatrième le lendemain matin seulement à quatre heures. Le lendemain, 5 du mois, à dix heures du matin, l'amélioration est grande, l'enflure a considérablement diminué, la tumeur peut être saisie et ne fait plus masse avec les parties adjacentes, les mouvements de la tête sont libres, la bouche et le cou sont complétement dégagés et le malade demande de la nourriture; il a eu dans la nuit un assez bon sommeil et une transpiration fort abondante (tous les linges ont été mouillés); le pouls est normal. Plus de remèdes intérieurs, même application de compresses, même boisson, gruau un peu plus épais pour nourriture. — Le 6, à la même heure, le malade est très-bien; il demande de la nourriture et à se lever; l'enflure est presque nulle; toutes les vessies qui formaient le bourrelet aréolaire de la tumeur sont flétries et vidées, et l'épiderme se détache. Pansement avec de la charpie sèche; le malade peut se lever et prendre de la nourriture solide avec modération. — Le 7, tout va bien. Même pansement; lavage avec de l'eau pure. — Le 8, tout l'épiderme, décollé par les vessies, est tombé; il n'y a presque pas d'enflure; l'eschare est cernée; même prescription que la veille. — Les 9, 10, 11 et 12, pansements matin et soir avec de la charpie sèche. Le malade s'occupe de travaux peu fatigants dans son jardin et dans sa maison. L'eschare n'est pas tombée.

Le 16, il est présenté à la réunion de la société gallicane et soumis à l'examen des praticiens qui la composaient. Le pansement est toujours le même; point de médicaments intérieurs. — Le 19, l'eschare est tombée, les bords de la plaie sont enflammés; quelques petits boutons sont survenus autour. *Rhus* 30, 3 globules. L'inflammation est tombée dans vingt-quatre heures, et huit jours après la cicatrice était faite.

Un tel fait porte à de bien grandes réflexions sur la puissance des virus dynamisés et le parti qu'on peut en tirer, sur le résultat prompt et facile obtenu, et sur la différence de ce résultat comparé avec celui qu'aurait donné la pratique allopathique, même en le supposant le plus heureux et le plus fructueux possible; nous les abandonnons au lecteur qui ne peut trouver que satisfaction à s'y livrer.

2e *Observation*. — Le jeudi 25 août 1836, Henri Vallet, de Veyrier, âgé de trente-sept ans, homme de taille moyenne, robuste et bien constitué, vint réclamer mes soins pour un bouton qu'il portait à la partie externe de la première phalange du pouce de la main gauche, près de l'articulation. A son aspect, je fus surpris de trouver une pustule, soit un anthrax charbonneux, qui présentait un centre gangrené, noir, bordé d'une auréole dure, rougeâtre, et couronnée de phlyctènes remplies d'une sérosité brune ou roussâtre. Le pouce était enflé, sans rougeur ni chaleur fortes, de même que la main et une partie de l'avant-bras droits ; l'enflure, sans être dure, était élastique, et les ganglions lymphatiques étaient douloureux, au coude surtout que le malade ne pouvait point fléchir complètement, et à l'aisselle. Le pouls un peu plus élevé et vibrant que dans l'état normal, donnait à peine 21 à 22 pulsations par quart de minute, et le malade n'accusait qu'une douleur sourde, pruriante, momentanément chaude dans le pouce, qui gagnait la main et presque tout le membre quand il était pendant le long du corps, un sentiment de lassitude générale et une grande lourdeur de tête, à travers laquelle il lui semblait qu'il passait de temps à autre une *fumée de douleur chaude* (ce sont les expressions du malade) ; il y avait une diminution d'appétit sans dérangement notable des fonctions de l'estomac et du ventre.

L'interrogatoire que subit le malade m'apprit qu'il s'était inoculé cette maladie, le mardi 16 du mois, avec une esquille d'une côte d'un mouton qui lui était mort presque subitement la veille, par une piqûre fort légère à laquelle il n'avait fait aucune attention jusqu'au jeudi 18 ; il découpait le mouton pour le mettre au pot. A dater de ce jour, il raconte l'histoire comme suit : Dès le matin, j'éprouvais une démangeaison chaude, parfois de la cuisson ; ce symptôme est allé en augmentant dans la journée et le soir ; la piqûre, presque imperceptible la veille, était convertie en une petite dureté un peu rouge et couronnée d'une vésicule du volume d'une lentille. Elle passa dans la nuit, et le lendemain, 19, je ne trouvai à la place qu'un point noir. Je me rendis à mes travaux ordinaires de campagnard agriculteur, et tout le jour j'éprouvai des chaleurs démangeantes et un peu cuisantes comme la veille ; une nouvelle vessie ronde se forma autour du point noir, et le pouce enfla un peu ; ma nuit ne fut pas mauvaise. Le samedi 20, au matin, je me sentais à peu près comme la veille, mais le point noir me paraissait un peu plus large. Je me rendis au travail comme à mon ordinaire, mais je fus bien plus incommodé dans la journée que précédemment ; le bras commença à me faire mal, surtout au coude et à l'aisselle ; la main enfla et la place noire s'élargit notablement ; il y avait toujours des vessies autour ; à mesure que l'une perçait, l'autre apparaissait. Ma nuit fut moins bonne que les précédentes ; je me réveillai souvent ; je ne trouvai pas une bonne place pour mettre mon bras, et il me passait par la tête certains malaises désagréables que j'avais sentis dans l'après-midi de temps à autre. Le dimanche 21, la place noire était large comme un demi-sou (environ 4 lignes), toujours entourée de vessies roussâtres ; l'enflure était à peu près la même que la veille, mais je ne pouvais plus laisser pendre mon bras sans souffrir beaucoup. Je me rendis par hasard chez un oncle qui se connaît un peu en maladies (cet oncle est un agriculteur qui se fait empiriquement le guérisseur de bestiaux dans son village et aux alentours), et je lui fis voir mon pouce ; il me dit que j'avais le charbon, qu'il fallait le couper et le brûler ou en mourir ; il m'opéra de suite (la tumeur fut coupée parallèlement à sa base, et la section pansée avec un bourdonnet de coton imbibé avec de l'acide sulfurique) et dans peu de temps je fus soulagé. Je me rendis l'après-midi à Boëge, distance de près de deux lieues du domicile de mon oncle, pour une foire, sans être fatigué ; ma nuit fut bonne. Le 22, lundi, je tins la foire par un temps fort chaud, et je revins à Veyrier, faisant pour cela quatre lieues à pied sans en être fatigué et sans souffrir de mon bras ; un peu de chaleur et quelques élancements peu forts se faisaient sentir de temps à autre au pouce ; je n'avais plus la tête fatiguée, quoique j'eusse bu un peu de vin à la foire ; ma nuit ne fut pas mauvaise. Le 23, je n'étais point mal et je passai ma journée à casser des pierres à Salève; cependant le soir je commençais à souffrir passablement, et je m'apercevais depuis midi d'élancements assez forts au pouce à chaque coup de masse que je donnais ; le soir, je dormis passablement, quoique plusieurs fois j'eusse à changer mon bras de place, espérant en trouver une meilleure. Ma main avait de nouveau un peu enflé. Hier 24, des vessies ont paru de nouveau autour de la place noire, et le pouce me faisait assez mal pour ne pouvoir presque plus casser les pierres ; le coude et l'aisselle ont recommencé à me faire mal ; l'après-midi, j'ai eu la tête lourde et un peu douloureuse quand je me baissais ; j'ai moins dormi cette nuit que de coutume, et j'ai commencé à sentir de temps à autre des *fumées chaudes* par le front et les tempes.

Le 25 (voir plus haut l'état décrit), Vallet était venu me voir, accompagné de ce même oncle qui l'avait cautérisé, et qui ne se méprenait point sur le retour du mal primitif. Il m'apprit de plus que son frère François, qui avait donné des soins au mouton dont il s'agit, qui l'avait saigné quand il l'avait vu mourant, qui l'avait écorché, etc., portait sur la main droite un bouton tout à fait semblable au sien, qu'il était moins gros parce qu'il avait paru plus tard, seulement le lundi 22 ; mais qu'il suivait la même marche. Il termina son récit en m'apprenant qu'un second mouton avait été trouvé mort le 23 au matin, mais déjà froid ; ce qui annonçait qu'il était mort dans le commencement de la nuit, quoique tous eussent été rentrés avec l'apparence de la plus parfaite santé.

Pour plus amples informations sur les moutons, je m'adressai à l'oncle de Vallet, homme intelligent, âgé d'environ soixante ans, qui a vu et soigné beaucoup d'animaux malades, et dont les données médicales, quoique toutes empiriques, valent au moins celles du commun de nos guérisseurs de villages, que le gouvernement nomme inspecteurs du bétail dans nos communes. Voici sa réponse : « Je n'ai point vu le premier mouton, mais j'ai examiné celui d'avant-hier ; quand on l'a écorché et ouvert, il n'avait rien à la peau, ni en dehors, ni en dedans, pas même de ces plaques jaunâtres qu'on trouve quelquefois entre cuir et chair dans les maladies charbonneuses et qui ressemblent à des sortes de coups; je n'ai rien vu intérieurement, excepté du sang noir, *noir partout* (ceci indique le sang artériel comme le sang veineux), comme on le trouve dans les maladies charbonneuses, que je connais bien et que je suis payé pour bien connaître (il montrait, en parlant ainsi, deux cicatrices sur sa main gauche, qu'il disait être des cicatrices de pustules prises en ouvrant et pansant des animaux), puis la rate grosse, presque double de son volume ordinaire, où elle est comme une langue noire, et en gangrène ; c'était un véritable charbon. »

Interrogé pour savoir ce qu'ils avaient fait de la viande, et si lui, connaisseur, ne l'avait pas fait enfouir immédiatement, il répondit : « Non, monsieur, nous en avons tous mangé, et encore ce matin avant de venir chez vous ; il faut la manier avec précaution, surtout si l'on a quelque mal par les mains ; mais une fois qu'elle est dans la marmite, tout est fini, il n'y a plus de danger ; il n'y en a même déjà presque plus quand elle est froide et qu'elle a été essuyée à l'air ; il faut être aussi maladroit que mon neveu et se piquer ou se couper pour attraper du mal ; j'en ai souvent mangé et vu manger sans que jamais il en soit rien résulté. » Il termina en me disant qu'il avait fait sortir les moutons de leur étable qui était étroite et mal aérée, et qu'il les avait fait parquer sous des arbres à l'angle d'un verger.

Revenons à Henri Vallet. Je piquai les phlyctènes qui bordaient l'eschare de son anthrax, et j'en recueillis la sérosité pour la dynamiser et m'en servir à l'occasion ; puis, pour tout traitement, je lui mis sur la langue trois globules d'*anthracine* (cette anthracine était la même qui avait servi à traiter Fontanet en 1834 ; elle avait été apportée d'Allemagne par le Dr Rapou, à qui elle avait été donnée comme ayant été prise sur un cheval). Je lui remis trois autres globules dans un peu de sucre de lait pour être dissous dans six cuillerées d'eau et pris en six fois, de quatre heures en quatre heures une cuillerée ; six autres globules furent dissous dans un verre d'eau et une cuillerée d'esprit-de-vin, pour en imbiber de la charpie et une compresse. Ce pansement, fait le matin, devait être renouvelé à midi et le soir ; repos et nourriture légère.

Le malade se retira ainsi et revint le lendemain matin 26, avec son frère François, petit homme âgé de trente-neuf ans, qui portait effectivement une pustule charbonneuse sur la main droite à l'extrémité du métacarpe, près de l'articulation de l'index. Cette tumeur, d'un demi-pouce environ de diamètre, présentait tous les caractères et toutes les formes décrites par Henri ; elle était noire, déprimée au centre, et entourée d'une auréole dure et vésiculaire ; la main était enflée et le bras était douloureux comme chez son frère, au coude et à l'aisselle principalement. Le pouls était normal quant à la vitesse, mais un peu plein et dur ; la tête lourde, depuis le lever seulement ; du reste, le malade, dont l'intelligence n'est pas fort développée, ne se plaignait de rien. Interrogé sur le point de savoir s'il portait quelque bouton ou égratignure sur la main quand il a saigné le mouton, ou s'il ne s'est point piqué, il répond que non ; qu'il ne s'est point blessé et qu'il ne se rappelle pas avoir eu alors aucune égratignure; que si par hasard il en existait une, elle était si vieille et si sèche qu'il l'avait totalement oubliée ; il n'avait aperçu le commencement de son mal que le lundi 22, huitième jour de la mort du mouton. Il reçut les mêmes soins et les mêmes conseils que son frère.

Celui ci était mieux que la veille ; il avait passé une meilleure nuit ; il était moins abattu, et sa tête était moins lourde et moins douloureuse ; le bras avait désenflé et les mouvements en étaient moins gênés. Il m'apprit qu'un troisième mouton avait été trouvé mort le matin, et que comme les précédents, il avait été écorché pour être mangé. Je lui remis un nouveau globule à sec sur la langue et je lui prescrivis la continuation du pansement indiqué, et la prise le soir d'une cuillerée de la solution qui lui restait.

Au lieu de retourner chez eux pour se reposer et de ne prendre que peu de nourriture et légère, comme il leur était prescrit, les deux frères Vallet partirent de ma campagne pour se rendre à Genève, où je les trouvai vers midi, disposés, me dirent-ils, à regagner leur domicile, distant d'une lieue. La chaleur était forte, et à coup sûr ils ne firent pas la course de Veyrier à ma campagne, de ma campagne à Genève, où ils passèrent plusieurs heures, et le retour chez eux après-midi, sans manger et surtout sans boire des choses contraires à leur état, que la fatigue et la chaleur devaient seules aggraver. Cet incident m'engagea à me rendre le soir à Veyrier, où je ne trouvai qu'Henri; François paissait son troupeau sur les rochers du Salève. Le premier, moins bien que le matin, était fort abattu et présentait tous les mêmes symptômes que la veille, le matin, à notre première entrevue. Le traitement fut recommencé comme si rien n'eût encore été fait, et j'usai de tous les moyens d'effroi et de persuasion possibles pour obtenir au moins deux jours de repos et de régime.

Avant de sortir de la maison, j'appris qu'un quatrième mouton avait péri entre onze heures et midi, qu'à neuf heures il avait mangé la provende aussi hardiment que tous les autres, qu'à dix heures on ne l'avait point encore aperçu malade, et qu'environ les onze heures et demie un voisin, troisième frère Vallet, passant à côté du parc, l'avait vu tomber tremblant des quatre membres et roulant convulsivement les yeux. Il fut encore saigné et écorché, et je pus en observer le cadavre dépouillé de tous les viscères, ainsi que la peau dans leur cave ; l'un et l'autre ne présentaient rien de notable, pas la plus petite apparence d'ecchymose ni d'infiltration particulière. La lame d'un greffoir dont je me servis pour recueillir du sang sur la peau brunit à peu près comme le ferait de l'argent exposé à l'action de vapeurs hydrosulfureuses, mais d'une teinte un peu plus foncée, presque noire (M. Favre, médecin-vétérinaire, qui le premier a observé ce phénomène, le dit constant et le regarde comme un des moyens de reconnaître la viande d'un animal mort charbonneux). La mortalité croissante dans le troupeau me donna l'idée d'essayer comme préservatif la sérosité prise sur Henri, portée à la quinzième dynamisation, et je fis mes dispositions pour tenter cet essai dès le lendemain.

Le samedi 27, les deux frères Vallet vinrent chez moi à sept heures du matin. Henri avait été assez incommodé la première moitié de la nuit, mais il avait dormi et transpiré sur le matin, et depuis il se trouvait mieux ; la tête était dégagée, son bras était de nouveau plus libre, moins douloureux, et l'enflure moins forte. Je lui continuai le même pansement sans nouveaux remèdes internes ; repos, alimentation légère. François me présenta exactement les mêmes symptômes qu'avant la course à Genève ; cependant il se disait mieux ; même prescription que la veille : trois globules sur la langue, trois en solution à prendre par cuillerées, et pansement comme il a été dit ; même régime qu'à Henri.

Un cinquième mouton avait péri dans la nuit (trois dans trente-six heures), sans avoir donné plus de signes de maladie que les autres. Ce nouveau fait ne fit qu'accroître mon désir d'essayer mon préservatif et je remis à Henri un flacon contenant environ 1,000 à 1,200 globules, imprégnés de la quinzième dynamisation de la sérosité prise dans sa pustule, avec prescription d'en donner dix à chaque animal, trois à quatre fois au plus, en commençant immédiatement, puis le lendemain, matin et soir. La chose fut exécutée sans aucun autre soin que de laisser le troupeau en plein air comme il y était depuis le 23, et il n'en mourut plus aucun. Ils sont restés en quarantaine, parqués au pied de la montagne de Salève, pendant vingt-cinq à trente jours, après lesquels la police en a autorisé la rentrée au village et dans la circulation ordinaire.

Le dimanche 28, les deux frères Vallet étaient bien, tous les symptômes généraux avaient disparu, les escharres étaient cernées, et les pustules réduites à cet état de simplicité qui n'exige plus que de la propreté, l'abri du contact de l'air, et le temps nécessaire pour que le travail de la nature amène la chute des parties mortes et la cicatrisation; ils ne furent pansés qu'avec de la charpie sèche, et tout s'est passé comme dans le plus simple accident.

§ IV. — De la Psorine.

Attomyr, Gross, Stapf, Héring, Hartmann. — Autopsorines.

Le fait de la vaccine a donc été le principal et le plus sûr point de départ de la théorie dite Isopathique. Sous son influence, les homœopathes se sont mis à la recherche des propriétés des virus dynamisés. Le premier auquel ils ont demandé des résultats est celui de la gale, *Psora*. Ils ont recueilli le liquide transparent contenu dans le bouton des galeux ; ils l'ont dissous dans l'alcool, lui ont fait subir trois dilutions ou atténuations successives, et lui ont donné le nom de *Psoricum*, dont les Français ont fait *Psorine*. Cette substance, comme toutes les autres est susceptible d'un nombre indéfini d'atténuations. Les recherches pathogénétiques ont été faites sur la 30e ; elles ont produit 430 symptômes contenus dans le 13e volume des Archives homœopathiques allemandes. Les expériences cliniques ont été faites par Attomyr, Gross, Stapf, Héring, puis à Vienne ; ces dernières ont été communiquées au Dr Hartmann, qui les a insérées dans le 1er volume de sa Gazette. On a employé la 30e puissance.

Héring, qui a été l'instigateur des études sur l'*Anthracine*, a été aussi le premier à étudier la *Psorine*. Il l'a proposée, préparée, appliquée et lui a donné son nom. Le premier résultat qu'il obtint par l'expérience, fut le suivant : *la Psorine préparée exerce sur l'organisme, soit à l'état de santé, soit à l'état de maladie, soit sur le sujet même qui l'a produite, soit sur un autre, une action si puissante, qu'elle marche de pair, sous ce rapport, avec nos médicaments les plus énergiques*. Le second fut le suivant : *la Psorine possède à un haut degré la propriété de provoquer les éruptions*, et cela lorsque tous les autres moyens indiqués à cet effet ont échoué. La 3e conclusion fut celle-ci : *la Psorine est un des remèdes les plus efficaces pour rétablir les fonctions cutanées affaiblies, ou perdues* ; elle remplacera avec avantage le fameux emplâtre de poix ; elle s'adressera à la transpiration comme à toutes les autres fonctions de la peau, et cela avec une grande supériorité sur tous les remèdes déjà indiqués dans ce but, tels que

Natrum, *Kali*, *Dulcamara*, *Sassaparilla*, *Bryonia*, *Ipecacuanha*, dans quelques cas *Veratrum* et *Opium*, quelquefois aussi *Sulfur*. (Héring).

L'ingestion de la *Psorine* a un effet tout autre que l'inoculation du virus psorique. Cette dernière n'a presque jamais un effet salutaire. Si les symptômes psoriques semblent s'assoupir à la suite de ce procédé, ce n'est que par l'effet de l'excitation cutanée qui en résulte quelquefois. Toute inoculation ou infection est un complet empoisonnement, aussi bien que la morsure du serpent ou celle du chien hydrophobe. Ce mode d'empoisonnement est aussi le plus funeste, parce que l'organisme est toujours entièrement vaincu et forcé à la passivité, et que ses réactions, loin d'être une opposition de la force vitale, ne sont, comme les crises, qu'un effet de la maladie.

L'ingestion d'un médicament, au contraire, à doses modérées, soit à l'état brut, soit en atténuations plus ou moins puissantes, réveille, à coup sur, et d'une manière énergique, cette opposition de la force vitale. Une nouvelle preuve à l'appui de cette distinction, c'est qu'un grand nombre d'individus n'ont pas de réceptivité pour l'infection ou l'inoculation (expérience de M. Boutet, de Chartres, sur le charbon), tandis que personne n'échappe à l'action des forces médicamenteuses. (De là, la supériorité de l'*Anthracine* sur les injections pastoriennes). Ces deux classes de phénomènes sont donc opposées entr'elles, et ne peuvent jamais se remplacer. La psore inoculée, ou produite par l'infection artificielle ou accidentelle, ne cesse jamais d'elle-même, à moins de se changer en quelque autre maladie ; tandis que l'éruption psorique provoquée par l'emploi de la *Psorine*, même à la dose de quelques globules de l'atténuation X, répétée trois ou quatre fois, quelque forte qu'elle puisse paraître, et bien qu'elle soit, à vrai dire, le produit de la psore latente du patient, disparait à coup sûr avec l'action primitive du remède.

La *Psorine* produit des éruptions diverses, telles que des plaques érysipélatouses sur tout le corps, de petites pustules entourées d'une grande auréole rouge, surtout au bas ventre, des éruptions miliaires au dos et aux articulations, des boutons analogues à ceux de la gale entre les doigts, à l'anus des fissures, des rhagades, etc. Aussi Héring l'appliqua-t-il avec succès à des *gales invétérées et récentes*, pour lesquelles elle se montra le remède le plus important. Quelques observations concluantes ont en outre établi que *la Psorine préserve de l'infection psorique*, bien que les remèdes curatifs ne soient pas toujours prophylactiques, tandis que les prophylactiques homœopathiques sont en général curatifs. Cette préservation s'exerce d'ordinaire en rappelant au dehors la psore latente. Le sujet ainsi traité serait en outre mis à l'abri des fièvres épidémiques et atmosphériques. Ce n'est pas tout : la *Psorine* s'est montrée encore efficace dans ce que Héring appelle la psore latente, c'est-à-dire qu'une maladie ayant paru guérie, récidive sans causes appréciables, ce qui est attribué à l'influence latente de la psore. Les premières tentatives de guérison de cas de ce genre furent faites selon une méthode différente, qui consistait à donner alternativement les remèdes homœopathiques à la maladie antérieure, et certaines substances médicamenteuses pour essais pathogéniques. Ces dernières faisaient naître de préférence des symptômes du côté des organes ou des fonctions les plus faibles du sujet. Il en résultait de nouvelles indications plus précises pour l'application d'un remède homœopathique. Ce procédé lui donna de nombreux succès.

Héring, poursuivant le cours de ses observations à Surinam, observait l'infinie variété des maladies de peau, que la doctrine homœopathique englobe sous le nom générique de psore. Il remarqua en outre ce fait curieux, dans deux épidémies notamment, qu'un seul médicament était approprié aux nombreux cas d'éruptions constituant une épidémie de fièvre éruptive. Il y avait, dit-il, conformité de symptômes chez tous les malades, en dépit de la variété des manifestations habituelles de leurs psores respectives.

Ainsi, une même influence épidémique, s'abattant sur une société nombreuse, toute la population d'une ville, a assez de puissance, malgré son action passagère, pour susciter les mêmes symptômes, en dépit des idiosyncrasies si diverses, par lesquelles elle n'a, du reste, pas le temps de se laisser modifier. Combien plus la psore. agissant dès la naissance, et dès avant la naissance, ne peut-elle pas imprimer un cachet uniforme au fond, mais variable suivant la modalité de l'individu et des circonstances ambiantes! Héring conclut de là, que, dans ses essais sur la *Psorine*, il devait prendre pour règle de ne donner, autant que possible, *à chaque malade, que de son propre virus*. On peut le distinguer par le nom d'*Autopsorine*. Ainsi, nécessité d'employer un remède uniforme, comme la cause et les symptômes primitifs de la maladie ; mais ce remède modifié, comme les circonstances et les symptômes consécutifs de cette maladie.

Bien que l'autopsorine d'un sujet puisse agir morbifiquement sur un autre sujet, et bien que les divers virus psoriques ou psorinoïdes soient beaucoup plus rapprochés entre eux que la varioline, la syphilitine, ou la sycosine, cependant ils se distinguent par des caractères beaucoup trop tranchés, pour qu'on puisse les employer indifféremment. Les différences qui les séparent sont bien plus marquées par exemple que celles des variétés de races produites chez les animaux et les plantes par l'influence de l'homme. Car cette dernière influence n'est que passagère. Vouloir les classer méthodiquement serait un travail fort inutile, et Hahnemann a très-bien fait de ne les considérer toutes que comme des formes variées d'une seule grande maladie. *Les maladies, en effet, ne sont pas des êtres réels, comme les animaux ou les plantes, ce ne sont que les modifications vitales d'un être organisé.*

(Ceci soit dit sans méconnaître qu'il existe des essences causales de maladies ; ainsi la gale n'est pas la syphilis, et pourtant la gale n'existe pas plus que la syphilis ; ce sont des abstractions ; personne n'a jamais observé des objets de ce nom. L'acarus ou le virus psorique n'a de raison d'être que par l'homme, comme le virus ou le microbe syphilitique, comme le virus ou le microbe charbonneux, et chaque galeux, chaque syphilitique, chaque charbonneux, tout en ayant un fond commun avec les autres galeux, les autres syphilitiques, les autres charbonneux, doit être envisagé dans sa figure concrète individuelle). Lors donc que nous donnons la *Psorine*, que peut-il y avoir de mieux que de donner la substance qui se présente comme l'expression, le fruit de la maladie elle-même ? Cette substance, qui, selon l'expression de Stapf, est le *simillimum* de la maladie, servira à réveiller l'opposition vitale. La *Psorine* est tout à la fois le germe, le type et l'image de la maladie tout entière d'un homme, avec ses dispositions particulières et son idiosyncrasie ; on peut dire qu'elle est le *microcosme pathologique* de l'individu.

La *Psorine* a l'inconvénient de provenir d'éruptions aux caractères variables, dont les unes seraient justiciables d'un médicament et les autres d'un autre. Il est toutefois des circonstances où on devra l'employer : ainsi, dans une épidémie, la *Psorine* d'un des malades suffira. Héring indique ici le liquide des pustules pour la variole, des selles pour le choléra, des vomissements pour la fièvre jaune, les produits de desquamation pour la scarlatine, la peau du malade sur laquelle on appliquera du sucre de lait dans la période contagieuse du typhus. La psore et la syphilis ne sauraient prêter à cette généralisation de traitement. En l'absence d'éruptions chez le sujet, il emploie l'autopsorine des proches, des parents. Il recommande d'éviter celle des enfants, à cause de la syphilis latente. On pourra aussi provoquer par divers moyens l'apparition d'éruptions (emplâtres irritants, etc.). Toutes les formes d'éruptions, liquides ou solides, sont bonnes pour cette opération. La substance, triturée au besoin, est diluée dans l'eau, qui est le meilleur véhicule ; on la dilue 30 fois, à l'échelle centesimale, au millième ou au dix-millième. L'action se manifeste en général lentement, au bout de 4 à 5 jours, et peut cesser au bout d'une semaine. Elle fait souvent manifester de nouveaux symptômes à la peau, facilitant ainsi le choix ultérieur d'un antipsorique. Elle active le développement de l'éruption, au fur et à mesure de la répétition des doses (régénérations virulentes de M. Pasteur). Lorsque ces résultats ont été obtenus, il est bon de ne pas combattre trop vite ces éruptions par l'antipsorique approprié. « On peut revenir avec beaucoup de succès à la *Psorine*, après d'autres remèdes intermédiaires, et renouveler ainsi plusieurs fois la dose. » Héring en a obtenu les services les plus signalés dans des cas d'induration chronique des viscères abdominaux (rate, estomac, intestins) ; dans des paralysies et des épilepsies chroniques, l'hypochondrie et l'hystérie.

Il y a de nombreuses précautions à prendre pour le choix du sujet fournisseur de *Psorine* ; il faut qu'il ait été exempt de maladies chroniques graves, telles que folies, épilepsies, paralysies, rachitisme ; qu'il n'ait eu que des maladies bénignes, telles qu'hémorrhoïdes, inflammations, scrofules ganglionnaires disparaissant à la puberté, rhumatismes, verrues, etc. ; ou des maladies chroniques réclamant l'emploi du causticum plutôt que celui du phosphorus. Le sujet ne doit avoir subi antérieurement aucun traitement par de fortes doses de métaux. Héring indique aussi avec soin les caractères d'une bonne gale. Ce médicament donnera enfin ses plus beaux succès dans les cas d'infection de la vaccine, ayant lieu immédiatement ou à l'intervalle périodique d'une année.

Les dernières recherches de Héring sur l'autopsorine lui ont enfin démontré ce qu'il avait déjà entrevu, à savoir que cette substance n'a pas, à proprement parler, une action curative, mais c'est un moyen intercalaire dans les affections chroniques, donnant aux remèdes consécutifs ou antérieurs un plus grand développement d'action. L'autopsorine agirait seulement pour provoquer une réaction générale, permettant ensuite aux moyens spécifiques une action plus certaine et plus sensible. Cette réaction se produirait en vertu d'une propriété particulière de l'économie, qui recèle deux pôles opposés : pôle externe (peau, voies respiratoires), pôle interne (voies digestives). Les venins introduits par le pôle externe ont une action funeste, négative ; par le pôle interne, et à l'état dynamisé, ils exercent, au contraire, une action vivifiante, positive. C'est là un fait d'observation, pour le *Lachesis* et ses congénères. Il faut faire entrer en ligne de compte le mode de préparation, la dynamisation, sans laquelle le venin est détruit par les actions chimiques, lorsqu'on l'introduit dans l'estomac. Il y aurait aussi et surtout antagonisme, pôles opposés, entre les deux modes physiques de préparation, la matière brute et la matière dynamisée, la première représentant le dynamisme primitif, naturel, ayant les caractères du fluide résineux, opprimant la réaction vitale et l'éteignant même parfois ; la seconde, dynamisme consécutif, artificiel, correspondant au fluide vitreux, et excitant une réaction favorable. Cette direction divergente imprimée aux forces médicamenteuses par le mode de préparation est plus sensible pour les substances virulentes, venimeuses ou miasmatiques (parasitaires), que pour les matières minérales et végétales.

Lorsqu'on en fait usage, on remarque d'une manière frappante cette différence d'action. L'application du virus ou venin en nature attaque la vie dans son principe, affaiblit ou paralyse complètement la réaction. Si, au contraire, la substance venimeuse ou virulente est triturée ou diluée et donnée à l'intérieur, on voit se produire une multitude de symptômes variés, signes d'une réaction fortement surexcitée. Pour les venins, on n'a pu vérifier l'action antagoniste des petites doses, mais pour les virus on l'a observée nettement : tels l'*Anthracine*, la *Psorine*, la *Blennorrhéine*, l'*Hippozoïne* ou ozénine, la *Syphiline*, la *Morbilline*, la *Vaccinine*, l'*Hydrophobine*. Je ne dirai rien de la *Phthisine* ni de l'*Ascaridine*, n'ayant pas d'observation à leur sujet.

§ V

M. Pasteur homœopathe, mais pâle et incomplet. — Les Protées microscopiques. — Le vaccin septicémique, panacée des maladies virulentes. — La vaccination dans le sein de la mère.

On ne saurait contester l'exactitude et la valeur des expériences de M. Pasteur. Ce sont là les pittoresques merveilles que la méthode expérimentale peut seule enfanter. L'esprit éprouve une jouissance extrême à voir se dérouler ainsi les secrets de la nature, à pénétrer graduellement les mystères du mécanisme des maladies et à en retirer des notions hygiéniques utiles pour leur préservation. Mais quand il est revenu de ce premier saisissement, il se demande ce qui est démontré au point de vue pratique, quels sont les résultats obtenus en matière d'économie sociale et privée.

Il y a deux faces à envisager dans les expériences de M. Pasteur : 1° Une intuition homœopathique; 2° une vue superficielle des phénomènes aux points de vue philosophique et thérapeutique. A côté d'un expérimentateur de grand talent, se trouve le philosophe, inspiré d'une façon peut-être inconsciente par le souffle de la nouvelle école, dont il serait plus vrai de dire, selon lui : « Un souffle de vérité l'emporte vers les champs féconds de l'avenir. » Cette parole, appliquée à la théorie des germes, n'est vraie qu'à un point de vue superficiel ; car le guide inconscient qui a soufflé à M. Pasteur le point de départ de ses expériences, n'a pu continuer à le conduire jusqu'à une vue plus subtile et d'une valeur pratique bien plus élevée. Les germes l'ont arrêté au passage et retenu dans une sphère d'imperfection et de tâtonnement.

M. Pasteur s'est réveillé un beau matin homœopathe, mais homœopathe pâle et incomplet. Il y aurait encore beaucoup à dire sur ses expériences. Plusieurs faits tendent à établir qu'il n'a pas trouvé encore le point central de la force préservatrice, et dans tous les cas il ignore le siège de la force curative du charbon. Ainsi on a réussi à préserver pour un temps les moutons de l'affection charbonneuse, mais a-t-on guéri par un remède direct intérieur, un seul de ces animaux affectés du charbon ? Il y a même, au sujet de la préservation, des faits qui donnent à penser ; ainsi, les poules vaccinées par le choléra deviennent réfractaires au charbon. Le Dr Semmer, de Dorpat, en Russie, dont les travaux honorent l'école illustre où il enseigne, a trouvé que les lapins auxquels on a injecté du sang septique, chauffé à 55°, sont devenus complètement réfractaires au sang de rate. Or, nous savons que le lapin meurt invariablement du charbon inoculé, s'il n'a reçu auparavant une vaccination de sang charbonneux chauffé de la même manière. Il y a plus : les lapins, ainsi vaccinés, sont refractaires aux autres liquides infectieux (sang gangréneux, typhique, etc.). Voilà donc le virus de la putréfaction préservant du charbon, de la gangrène, du typhus. Et cependant, M. Pasteur avait annoncé que la bactéridie du charbon n'avait rien de commun avec la bactérie de la putréfaction. Il a été obligé de reconnaître plus tard que la forme des organismes-ferments est peut-être secondaire, car on voit les bactéridies conserver leur forme dans les liqueurs vaccinales plus ou moins atténuées. D'autre part, bien que les liquides de culture possèdent la même virulence que le sang dont ils émanent, les bactéridies n'ont pas la même forme dans les deux cas. M. Colin a montré, de son côté, que les bactéridies ont une forme très-mobile, facilement altérable. Enfin, le prétendu charbon artificiel ressemblerait beaucoup à la septicémie (!?!). M. Pasteur est-il bien sûr de lui en localisant ainsi d'une manière mathématique son virus? Et s'il lui faut absolument un support solide, figuré, pour ne pas contredire les expériences de M. Chauveau, est-il donc impossible de concevoir, sur ce support aux traits infidèles, véritable Protée du microscope, un fluide, liquide ou plus subtil encore, échappant aux révélations grossières des lentilles? Un nouveau fait à l'appui de cette dernière opinion, c'est la production du sommeil léthargique par la partie fluide, du sang des poules cholériques. Ici, le microbe a été écarté, et pourtant nous pouvons inoculer un des symptômes importants de la cholére.

Autre fait : les liqueurs charbonneuses, filtrées soigneusement jusqu'à dépouillement de leurs bactéridies, deviennent impropres à la culture de ces mêmes bactéridies. Il y a donc dans ces liquides une vertu spéciale, insaisissable au microscope, et qui possède un pouvoir préservatif à l'égard des organismes, qui tient d'eux quelque chose, s'ils sont réellement source. Il se passe dans le sang vacciné quelque chose d'analogue. Ne peut-on concevoir dans le liquide homœopathique la même vertu, susceptible de se communiquer à l'organisme, comme on l'a constaté pour les liqueurs chimiques ou expérimentales de M. Pasteur, aux bactéridies engourdies par le chauffage ?

Que dire encore du fait suivant ? Une brebis est vaccinée du charbon, et le petit renfermé dans son sein est rendu réfractaire aux atteintes de la maladie. La bactéridie n'a pourtant pu passer du sang de la mère dans celui du fœtus ; les seules parties gazeuses du sang sont échangées entre les deux êtres (1).

(1) D'après MM. Arloing, Cornevin et Thomas, la *bactéridie*, bâtonnet absolument *immobile*, causant la *fièvre charbonneuse* ou *charbon bactéridien*, est en quantité prodigieuse dans le sang et se multiplie abondamment après l'inoculation, mais ne passe jamais du sang de la mère dans celui du fœtus. Au contraire, la *bactérie*, batonnet d'une *extrême mobilité*, causant le *charbon symptômatique* ou *bactérien*, est difficile à découvrir dans le sang, vu sa rareté, est concentrée dans les tumeurs de ce charbon, s'inocule difficilement, ne trouve pas dans le sang un milieu favorable à son développement et ne détermine qu'une fièvre légère qui laisse l'animal ensuite doué d'immunité contre le charbon ; elle passe souvent du sang de la mère infectée dans celui du fœtus, et son inoculation sur place cause les tumeurs emphysémateuses du tissu cellulaire. (Ch. Robin. — Article *Germes*, de l'Encyclopédie de Dechambre).

Cette dernière (bactérie) habiterait le liquide dont nous nous servons en homœopathie. Du reste, chacun de ces organismes ne donne qu'une immunité partielle pour le genre de charbon correspondant (par voie d'inoculation).

Insistons encore sur le fait signalé plus haut de la bactéridie, chauffée dans un bouillon de culture, et offrant successivement des vertus virulentes décroissantes. Si vous arrêtez l'opération à tel ou tel moment, vous avez des bactéridies ayant toujours la même forme, mais ayant des vertus différentes, et chacune se reproduit avec sa vertu propre : cela n'est guère vraisemblable. D'autre part, la bactéridie, passant du sang dans le bouillon de culture, change de forme et ne change pourtant pas de vertu : autre invraisemblance. Enfin, cette bactéridie, à laquelle on fait jouer un rôle si important, est détruite par la moindre influence, et, par suite, la virulence de cet organisme adulte est peu redoutable. Il est vrai qu'il n'en est pas de même de son germe. Je le répète, ceci soit dit sans cesser d'ajouter foi aux expériences de M. Pasteur, mais ce sont les conclusions tirées qui me paraissent illégitimes ou imparfaitement justifiées.

§ VI.

Certitude homœopathique. — Influence des milieux : milieux bactéridiens, milieux dans l'animal charbonneux, milieu externe, milieu interne. — Loi de Héring. — Charbon de laboratoire, charbon inoculé aux champs, charbon miasmatique. — Vitalisme parasitaire et vitalisme fluidique. — Inutilité et danger des inoculations préventives.

Après avoir présenté quelques objections à la théorie bactéridienne de M. Pasteur, voyons les objections que l'on oppose à notre Anthracinum. (1) Et d'abord, on nous dit : il n'y a rien de précis dans

(1) Pathogénésie d'Anthracinum, dans le «Guiding symptons of our materia médica,» par le Dr Constantin Hering— (Philadelphie 1879-1881).

vos expériences. — Dans le domaine homœopathique, nous ne pouvons acquérir le même genre de certitude que celui de l'école organicienne. Celle-ci constate, au microscope, la présence des bactéridies dans le virus charbonneux; on attribue à ces organismes la puissance nocive, et cependant, ils ne sont pas un guide fidèle pour apprécier la force des liqueurs virulentes. Pour nous, nous nous basons uniquement sur les symptômes apparus chez l'homme sain d'abord (pathogénésie d'Anthracinum), puis sur le malade (faits cliniques ou thérapeutiques du Dr Dufresne), sans nous inquiéter de la présence ou de l'absence des organismes dans l'agent médicamenteux. M. Pasteur a fait lui-même cent dilutions successives de son liquide virulent, et a pu néanmoins observer encore des inoculations positives; il reconnaît, du reste, qu'il serait plus facile de découvrir une planète que de retrouver les bactéridies dans sa liqueur. Qu'on ne s'étonne donc pas si l'on n'en trouve pas dans notre remède. Et néanmoins, quelle riche anatomo-pathologie notre Anthracinum n'a-t-il pas donnée! Quel diagnostic abondant en symptômes spéciaux dans les observations du Dr Dufresne! Il me semble que la précision ne fait défaut ni de part ni d'autre.

Je le répète, notre champ favori d'expérience est tout autre que celui de M. Pasteur : à ce dernier appartient la voie chimique, artificielle, expérimentale; à nous autres, médecins dans l'acception la plus essentielle du mot, le domaine médical, clinique, curatif. Et pour l'heure, quels sont les résultats? M. Pasteur *préserve* des atteintes funestes du charbon *artificiel* et du charbon naturel inoculé sur les fosses d'inhumation; il ne traite pas le charbon d'origine *miasmatique*, et il ne guérit aucune de ces catégories. L'école homœopathique, au contraire (à laquelle je me fais un honneur de me rattacher) prévient et *guérit* le charbon spontané d'origine miasmatique.

On fait à notre Anthracine une objection d'un autre genre. « Les expériences, dit-on, de MM. Pasteur, Toussaint et Arloing ont démontré que la virulence ne résulte pas de l'abondance plus ou moins grande des microbes dans le liquide inoculé, mais des modifications que leur font subir les milieux divers dans lesquels on les a élevés ; l'influence de ces organismes ne saurait donc, en admettant qu'ils aient conservé leur vitalité après le traitement par l'alcool, être modifiée par la dilution. »

L'objection est importante, car sa réfutation fait ressortir des points nouveaux. L'influence des milieux est justement un point important de la démonstration homœopathique, non pas tant sans doute par la préparation du remède que par les effets obtenus. La dilution de notre Anthracinum n'a pas pour but d'affaiblir ou de modifier la virulence, mais de pouvoir placer la substance dans les conditions de milieu nécessaire à son absorption ét à son action thérapeutique. La question de quantité, purement relative, reste toujours secondaire (l'homœopathie ne consiste pas dans les globules) ; c'est le rapport de similitude qui demeure la question vraiment intéressante. L'intention ci-dessus résulte de l'expérience ; en effet, ainsi que nous l'avons déjà vu, le même virus, suivant qu'il est introduit sous la peau ou dans les voies respiratoires (inoculation, infection miasmatique), ou qu'il pénètre par les voies digestives (ingestion médicamenteuse), a un effet très-nocif dans le premier cas, bienfaisant dans le second. L'effet nocif n'est produit sans doute que par le virus fort, intégral ; mais l'effet bienfaisant complet (*curateur*) n'est produit que par l'intromission digestive, et dans un état d'écartement tel que la subtilité qui en résulte échappe à la destruction physico-chimique. Tel est aussi le fait découvert par Héring pour les venins de serpents (voir les 4,000 symptômes du Trigonocéphalus Lachesis, de la Vipère, du Naja, du Crotale, etc.), d'où une grande loi applicable à la fois aux venins et aux virus, avec cette différence que les venins (abeilles, araignées, crapauds, salamandres, etc.), tout en se montrant capables de guérir des maladies analogues aux effets des morsures, n'ont pu encore neutraliser par la voie interne les effets funestes de leur introduction par la voie externe. Il y a donc ici, pour les produits animaux, un nouveau principe proclamé par les homœopathes, et qui n'est pas connu de l'école officielle. Il y a lieu sans doute de l'étayer de nouvelles preuves, car il éclairerait d'un nouveau jour l'action de nos remèdes minéraux et végétaux (action des remèdes inertes à l'état brut : Lycopode, Ecaille d'huitre, sel de cuisine, etc.), et la question des dilutions et de la posologie.

Pour ce qui est de l'action de l'alcool, il faudrait démontrer, non seulement qu'il tue les bactéridies (1) (nuit-il aux corpuscules-germes ?) mais que le pouvoir virulent réside exclusivement dans ces organismes. Or, ces deux éléments (bactéridies, virulence) ne subissent pas des modifications parallèles sous l'influence des divers agents. — Quoi qu'il en soit, du reste, de ces diverses questions, je pense que l'observation des faits de préservation et de guérison doit passer avant leur interpréta-

(1) MM. Arloing, Cornevin et Thomas ont présenté à la Société de biologie, dans sa séance du 10 juin dernier, une note sur la conservation et la destruction de la virulence du microcobe du charbon symptomatique.

Au sujet de l'alcool ils disent : « L'alcool pur ou camphré, que les chirurgiens emploient volontiers pour le lavage de leurs instruments, ne peut donner ici qu'une sécurité illusoire »... Et plus loin : « L'acide phénique, dont les solutions aqueuses à 2/100 sont capables de détruire le virus desséché, perd, par son mélange à l'alcool, ses propriétés anti-virulentes si remarquables. Ce fait, déjà constaté par Koch pour d'autres virus à spores, ressort très-nettement de nos essais. » (*Tribune médicale*, 18 juin 1882.)

tion expérimentale. On objecte souvent à l'homœopathie qu'on ne peut démontrer scientifiquement le mécanisme de l'action de nos remèdes, et la présence même de ces remèdes dans nos dilutions. Cela n'est vrai qu'en partie, car les progrès de la physique (analyse spectrale, matière radiante de Crookes) ont permis de retrouver nos agents à un état de division de plus en plus grand, et il est permis d'espérer qu'on ira beaucoup plus loin par la suite. Quant au mécanisme de l'action médicamenteuse, il restera, je crois, éternellement un mystère (ici-bas du moins). La vaccine préserve de la variole ou l'atténue, et s'il est vrai, selon le pressentiment de M. Pasteur, qu'elle ne soit qu'une variole modifiée, atténuée, il y a toujours là un rapport de similitude entre le mal et le remède, ou entre les symptômes du mal et ceux de l'agent curateur. Cette similitude est obtenue pour eux par la préparation, pour nous par le mode d'introduction, mais au fond, le rapport thérapeutique reste le même. Il faut en revenir toujours à la grande loi de Hahnemann, à travers la loi de Héring ou celle de Pasteur.

Il importait, à mon avis, de montrer, dans ce temps où la grande question du parasitisme morbide (1) semble

(1) Il y a, dans cette doctrine du parasitisme morbide ou des ferments animés, un côté très-séduisant, car il est en quelque sorte chevaleresque pour l'esprit. Dire aux matérialistes : cette vie que vous niez se retrouve partout, dans les humeurs pathologiques elles-mêmes, animant les êtres microscopiques, que dis-je, dans les granulations moléculaires des cellules des tissus, et s'écrier, avec le professeur Béchamp : « Rien n'est la proie de la mort, tout est la proie de la vie, » est un résultat qui enchante toute conscience spiritualiste. Mais la thérapeutique ne saurait s'en contenter, car les conséquences pratiques de cette doctrine sont fort imparfaites. Elle nous montre le principe de vie (force virulente ou médicamenteuse), caché sous une forme bien plus subtile encore, se dérobant à l'analyse du microscope et ne réagissant que par l'intermédiaire de l'homme sain ou malade, de l'animal sain ou malade.

battre en brêche la thérapeutique symptomatique, que sur ce terrain encore l'homœopathie est la plus forte, ayant marqué partout l'empreinte de sa souveraineté, partout, dis-je, où il s'agit de guérir un malade. Ce que l'école officielle produit de bon à ce sujet, se rattache à la grande loi de similitude, qui est notre étendard distinctif.

— On dit que M. Pasteur rêve déjà de trouver les vaccins propres aux fièvres éruptives. Nous verrons par la suite de notre étude que ce qui est rêve pour lui est depuis longtemps pour nous une réalité.

— M. Pasteur est un homme de science; son récen procédé a une grande valeur comme démonstration expérimentale; il fait voir à l'œil nu la cause approximative ou apparente du mal et le moyen approximatif aussi de le traiter. Mais qu'on se garde bien de croire que la pratique doive en rester là. Le procédé des vaccinations (charbonneuses ou vaccinales) est inutile et dangereux; inutile, car on peut le remplacer avec avant tage par l'impression dynamique interne; dangereux, car on s'expose à une altération des forces vitales par des agents assez brutaux (on n'a expérimenté jusqu'ici que *in anima vili*; osera-t-on porter dans le sang de l'espèce humaine ces virus de moins en moins atténués, donnant à l'organisme une *saturation au maximum* ?)

Le ferait-on, nous n'en continuerons pas moins à préférer notre procédé et à le considérer comme le procédé d'avenir. Ne vaut-il pas mieux, en effet, en matière de prophylaxie, se borner à une action légère et inoffensive, surtout lorsque nous pouvons compter qu'elle se renouvellera à volonté à l'heure où le besoin de guérison se fera sentir? La vertu curative du remède rend même en quelque sorte superflue son application préventive, laborieuse, longue et d'une durée incertaine. D'autre part, le traitement de l'animal malade ne peut être institué avec le procédé externe, car le virus plus ou moins atténué ne ferait alors qu'aggraver le mal.

§ VII

Introduction de l'homœopathie dans l'art vétérinaire.

Notre procédé vaccinal si simple se rattache à l'introduction de l'homœopathie dans la médecine vétérinaire. Lux, dans son *Zooiasis*, rapporte les résultats d'une expérience de dix ans sur des milliers d'animaux. L'auteur dédie son ouvrage à Hahnemann, « le scrutateur profond et savant de la nature, le noble bienfaiteur des hommes et des animaux par la fondation de l'homœopathie, qui a renversé la paroi colossale posée jusqu'à ce jour, quant à la thérapeutique, entre l'homme et les bêtes ; qui a proclamé que, de même qu'il n'y a qu'une anatomie, qu'une physiologie, il n'y a de même qu'une pathologie, qu'une matière médicale, qu'une médecine pour tous les êtres vivants. Grâce à lui, l'économie domestique n'aura rien à envier à la science de l'homme privé ; et la pauvre bête malade ne sera plus tourmentée pour attendre sa guérison, qu'on pourra lui procurer dorénavant promptement, sans douleurs, presque sans frais et sans retour de mal. Vous êtes, dit l'auteur à Hahnemann, le nouveau soleil bienfaisant qui se lève sur l'animalité malade, et en son nom je pose la première pierre de votre temple à côté de celui d'Esculape. »

Dans sa préface, Lux indique les doses et les procédés qu'il a employés pour administrer les remèdes à ses malades. Aux ruminants, à l'âne et au cheval, il a donné de 10 à 5 gouttes, suivant l'intensité du remède ; les carnassiers : cochon, chien, chat, en exigent moins ; les petits oiseaux en demandent moins encore. Pour les petits oiseaux, il mélange une goutte du remède avec deux ou trois gouttes d'eau, qu'il instille dans le bec tenu ouvert entre le pouce et l'index. S'ils boivent encore volontairement, il met une goutte de remède dans une petite quantité d'eau contenue dans le vase où ils ont coutume de la prendre, et il la leur laisse consommer en un ou deux jours. Aux volailles, on le fait prendre sans façon comme ci-dessus. Toutes les fois qu'on peut donner le remède en globules, l'effet en est plus prompt et plus énergique chez les petits oiseaux. — Pour les chats, on mélange le sucre de lait préparé au moyen des dilutions avec quelques cuillerées de lait. — Les chiens reçoivent facilement le remède sous forme de poudre ; à ceux qui sont très-méchants ou intraitables, on le présente dans un peu de lait ou mélangé avec de la viande. — Aux cochons, on le donne avec du lait, ou bien l'on ouvre le grouin de force avec un bâton, et on y introduit la poudre sèche. — Pour le gros bétail, on ouvre aisément la bouche en tirant les cornes en arrière, et on introduit le remède en poudre mêlé avec un peu de farine. — Aux chevaux, on l'administre dans une bouteille d'eau farineuse, avec laquelle on verse le tout dans le gosier. Quand on a affaire avec les paysans, dit l'auteur, il faut les servir suivant leur goût, et leur faire *voir* le remède qu'on donne à leur bête ; c'est pour cela que, liquide ou solide, le médicament doit être mélangé avec un peu de farine, qui lui donne *un corps* et *une couleur*, sans cela il pourrait arriver ce que rapporte un propriétaire hongrois : que son valet prend l'homœopathie pour une sorcellerie, parce que, dit-il, *il faut beaucoup pour faire beaucoup*, et qu'il est impossible que des doses inapercevables puissent par elles seules produire les grands effets curatifs dont il est témoin. En dehors de ces préjugés, on fera mieux de se borner aux globules et à l'eau pure. Si les chevaux ne se laissent pas aisément introduire le remède dans la bouche, on le mélange, comme il a été dit, avec un peu de farine, qu'on répand sur le foin sec ou mouillé, dans le cas où ils mangent encore ; on les laisse ensuite une heure au moins sans boire ni manger. Quant à la diète, Lux n'a pas trouvé jusqu'ici nécessaire de faire des changements à la nature des aliments ; dans les maladies aiguës, les animaux ne mangent pas, et dans les maladies chroniques, les aliments sont encore indifférents. On ne doit pas perdre de vue que les animaux ne mangent et boivent que suivant leurs besoins, et que, à l'exception des chiens de dames, ils sont très-peu gourmands. On peut donc présenter aux animaux qui sont en traitement leur nourriture ordinaire, sans crainte qu'ils en prennent plus que l'état de leur estomac ne leur permettra. Il va sans dire que pendant tout ce temps-là, on ne leur donnera aucun autre remède. On nourrira les chiens avec du pain, du lait, de la viande crue, bouillie ou rôtie. Les cochons des distilleries et brasseries sont séparés des autres pendant quelques heures, depuis le moment où ils ont pris le remède, et nourris alors avec de la farine. Lux n'a pas remarqué que l'avoine ou le foin des montagnes nuisît à l'action des remèdes ou l'entravât. Il ne supprime le chanvre aux canaris que dans les maladies des poumons (organes sur lesquels cette substance a une action irritante) ou celles qui sont produites par l'abus de cette graine. Ainsi, l'on voit qu'aucun animal, même nos charmants petits oiseaux, n'échappe aux tendres soins de la médecine nouvelle.

§ VIII

Produit ou cause externe, produit ou cause interne. — Vaccinine (sa pathogénésie) morbilline, hippozoïne ou ozénine, gonorrhéine et syphiline, hydrophobine (sa pathogénésie). — Bacillus du foin. — Theuillé, virus et guérison de la peste. (Pathogénésie de la pestine ou loïmine).

Nous avons interrompu l'étude de nos produits morbides, dits isopathiques, après avoir parlé de la psorine. Nous avons vu que la gale, produite en apparence par un insecte, l'acarus, donne lieu à la production de boutons où le virus de l'animal peut s'unir aux humeurs du sujet ; il en résulte une substance complexe, jouissant de la propriété de réveiller une bonne réaction contre la maladie elle-même. Ce n'est pas la maladie qui se détruit elle-même ; *c'est son produit* EXTÉRIEUR, *uni à un produit* INTÉRIEUR, qui sert d'agent curatif, ou dans tous les cas aide à la guérison. Ceci n'est pas une vue d'imagination, mais un fait d'expérience mettant en lumière une vérité philosophique de premier ordre (1). Je donnerai au plus tôt la traduction de la pathogénésie de la « Psorine, » au moins celle du résumé d'Héring, renfermé dans le *Condensed materia medica*.

Occupons-nous aujourd'hui de la vaccine, dont j'ai traduit l'intéressante pathogénésie. La substance

(1) Ceci peut s'appliquer parfaitement au charbon, en dépit des considérations relatives aux bactéridies, qui jouent tout au plus un rôle parallèle à celui de l'acarus. Il y aurait encore beaucoup à dire sur cette *dualité de cause externe et de cause interne*, combinées dans les maladies infectieuses comme dans toutes les autres d'ailleurs, — (pneumonie, etc.)

la plus importante après le virus de la gale, c'est celui du vaccin, qui a donné lieu aux premières recherches de Lux sur l'isopathie, ou mieux sur les produits morbides. Il est un fait d'observation, c'est que bien des enfants qui jouissaient d'une parfaite santé, après avoir été vaccinés deviennent maladifs et ne peuvent jamais se remettre complètement. Le fait fût-il exceptionnel, il y aurait déjà lieu de désirer un meilleur préservatif. Mais il y a une autre raison, c'est que, pour prévenir la variole ou la guérir, on impose à l'organisme une véritable maladie miasmatique, dont l'effet se borne du reste à émousser sa réceptivité pour un miasme analogue. Ensuite, cette maladie artificielle est moins nuisible avec la vaccination intérieure. Enfin, que de fois, en inoculant la vaccine, n'inocule-t-on pas aussi le virus psorique (dartre ou gale), sans parler des virus vénériens? Héring conclut de ces diverses observations qu'il faut triturer et diluer le vaccin frais et l'administrer à l'intérieur. « *Si l'on réussit, dit-il, à vacciner par ce procédé, on pourrait attendre de tous les virus ce qu'on aurait obtenu d'un seul. Chaque maladie apporterait dans son germe son remède et son préservatif; la contagion serait arrêtée à son début, et le premier malade servirait à guérir tous les autres.* LA PESTE ET LE CHARBON PERDRAIENT LEURS TERREURS, *et, quelque fléau que nous apportât l'Orient, le remède nous arriverait en même temps que le mal.* » Ceci était écrit avant 1833. (1) *Biblioth. de Genève,* (tome II, page 107.)

L'indication de Héring relative au vaccin ne tarda pas à être remplie. Le Dr Gross fit subir à cette substance une trituration, suivie de deux dilutions et donna cette troisième atténuation à divers malades, à tous les de-

(1) Que M. Pasteur nous dise s'il n'y a pas là le germe de ses découvertes.

grés de l'éruption variolique. Il en obtint ainsi une prompte dessiccation et une abréviation de la durée de la maladie. Une famille nombreuse eut ses sept membres atteints de variole; ils étaient entassés dans une petite chambre sale ; Gross les y maintint pour juger de la puissance préservative du nouveau remède; le premier cas fut très-grave, très-confluent et évolua pourtant très-bien. Un seul membre de la famille, qui était censé coucher dehors, ne reçut rien, mais il vint, à l'insu de Gross, partager le réduit des siens. Cependant l'effet préservatif paraissait se produire, lorsque l'effet de cette promiscuité se fit sentir : deux frères tombèrent malades : la vaccinine les remit bientôt sur pieds. Mais bientôt, deux nouveaux membres tombèrent malades, notamment celui qui n'avait pas été vacciné ; puis, l'un des précédents retomba; ils reçurent tous trois vaccinine. Le rechuté ne tarda pas à se remettre, la seconde malade revaccinée le suivit de près ; seul, avec une éruption légère, le garçon vacciné tardivement eut une violente éruption interne menaçant sa vie, et qui pourtant finit par se modérer et céder à de nouvelles doses.

On voit ici une infection éteinte à plusieurs reprises par le remède homœopathique, après avoir été rallumée par un foyer ignoré, et ce foyer lui-même finalement vaincu par une application tardive. (*Biblioth. de Genève*, tome IV, p. 16.) — Un cas de taie de la cornée, ayant succédé à la variole, fut aussi guéri par vaccinine. — Enfin, le Dr Attomyr a inoculé avec succès la quatrième puissance de vaccinine : tous les troubles généraux de la vaccine se sont développés, et la vaccination ordinaire, pratiquée ensuite, n'a point réussi.

Mais, me dira-t-on, la preuve la plus certaine de la valeur de votre vaccin dynamisé serait la production par son moyen d'une éruption vaccinale? Rassurez-vous, l'expérience a été faite avec succès (1). J'ai sous les yeux une pathogénésie américaine renfermant de nombreux symptômes cutanés, des éruptions vaccinales et varioliformes, produites par l'ingestion de solutions à divers degrés. J'ai moi-même observé deux ou trois boutons vaccinaux disséminés sur le corps d'une enfant qui avait pris le vaccininum, et mon propre fils aîné a eu d'assez nombreux boutons vaccinaux disséminés sur tout le corps en prenant ce fameux vaccininum.

La rougeole a donné lieu aux mêmes expériences. Le Dr Gross prit du sang d'un malade, qu'il dilua deux fois. Le médicament ainsi préparé avec le sang d'un morbilleux reçut le nom de *Morbilline*. Il se montra fort efficace pour abattre rapidement tous les symptômes de la maladie ; les troubles des muqueuses furent les premiers enrayés. (*Bibl. de Genève,* tome III, IV.)

Le virus potentié des chevaux morveux a été employé avec succès par Lux sur ces animaux eux-mêmes ; Gross l'a aussi appliqué avec succès au cancer et au lupus du nez, affections analogues à la morve, au moins par leur siége. La substance a reçu le nom d'*Hippozoïne* ou *Ozénine.*

Les virus des maladies vénériennes ont aussi fourni par la dilution des médicaments efficaces, au moins pour faire bien ressortir les symptômes de ces maladies et les rendre plus accessibles au traitement curatif; ils ont reçu les noms de *Gonorrhéine* et *Syphiline.*

Il en a été de même du virus de la rage, préparé avec la salive de l'animal enragé, sous le nom d'*Hydrophobine*

(1) L'action dynamique infinitésimale du vaccin ressort bien à mon avis des observations de vaccine généralisée ou pullulation vaccinale, à la suite de l'inoculation traditionnelle. Voir à ce sujet la remarquable observation du Dr Guéniot, présentée à l'Académie de médecine dans sa séance du 16 mai dernier. (300 boutons, état général grave, etc.)

Cette substance ainsi traitée a donné lieu à de nombreux symptômes chez l'homme sain, composant une remarquable pathogénésie américaine. Je ne m'y arrêterai pas pour aujourd'hui, et me contenterai de vous signaler le récent échec de M. Pasteur qui crut avoir trouvé le microbe de la rage dans la salive d'un enfant enragé. Le microbe, bien décrit (il avait la figure d'un 8 de chiffre) fut inoculé à un lapin ; le lapin mourut. Mais voilà qu'un autre expérimentateur employa dans les mêmes conditions la salive d'un enfant bien portant : les résultats furent les mêmes ; on retrouva dans le sang du lapin mort le fameux microbe ! Ainsi la salive de l'homme est un poison analogue à celui des serpents ; on y a retrouvé certains alcaloïdes toxiques, semblables à ceux des cadavres. Quoi qu'il en soit, la théorie des germes recevait ici un démenti, et M. Pasteur a reconnu de bonne foi son erreur. Que n'imite-t-il maintenant les auteurs qui, selon la prévision de Héring, ont retrouvé ici cette grande loi, comme pour les virus du charbon et des fièvres éruptives, que l'introduction sous la peau, pôle négatif ou défavorable, est fatale, subjuguant la force vitale, et que l'administration par les voies digestives à l'état dynamisé stimule à l'opposition cette même force vitale, jusqu'à la faire triompher et du virus dynamisé ou virus-vaccin et du virus naturel introduit par la dent de l'animal ? Ce n'est pas non plus un identique que l'on oppose ici à lui-même, mais un analogue, par suite des changements dus à la préparation et à un mode différent d'introduction. Je serais porté à croire que cette dernière cause (ingestion), est la plus importante, si l'on y joint encore la différence qui existe entre le virus du chien qui sert à préparer le vaccin et le virus de celui qui mord le sujet vacciné. Ceci répond aux recherches récentes de professeurs de la Faculté de médecine de Montpellier, montrant que le *milieu* dans lequel vivent les microbes joue le principal rôle au point de vue de la puissance virulente. Il faudrait considérer, non des organismes aux formes si variables et altérables, mais des liquides ferments, donnant, dans un milieu favorable, tel ou tel produit.

Ainsi, la levure de bière, placée dans un milieu approprié, donnera de l'alcool, des acides acétique, lactique, butyrique, transformera l'amidon en dextrine. De même le virus rabique, plongé dans les humeurs d'un chien, donnera lieu à un certain type de virus-ferment, ou virus contagieux ; si on le dynamise et l'introduit dans les voies digestives d'un homme, il y révèle de nouvelles propriétés, tenant de son milieu pharmaceutique et de son milieu humain ; enfin, le sujet vacciné, mordu par un nouveau chien, reçoit un virus différent du premier, rencontrant un milieu tout différent aussi de celui du sujet non vacciné. Ceci soit dit pour faire concevoir la possibilité d'un fait, d'ailleurs établi par l'expérience, et édifier sur de meilleures bases la théorie du traitement et de la préservation des maladies virulentes.

Un nouvel exemple, très remarquable, de l'influence des milieux est celui de la bactéridie du charbon, que l'on peut faire naître à volonté du bacillus du foin en plongeant celui ci dans du bouillon où on le cultive. Tandis que le premier, né de la fermentation du foin dans l'eau, était inoffensif, le second, formé par les éléments du bouillon, fait éclore le redoutable parasite.

Enfin, une dernière application a été faite de la grande loi de Héring à l'une des maladies infectieuses les plus redoutables, un des grands fléaux qui déciment l'humanité, la peste. La prédiction d'Héring a achevé de se réaliser. C'est M. Joly, dentiste à Constantinople, qui la rapporte à Me Hahnemann. (*Bibl. de Genève*, t. VII, p. 102). M. Theuillé, médecin homœopathe à Moscou, eut l'heureuse inspiration de venir à Constantinople étudier et isopathiser la peste. Une circonstance favorable a bien servi son début. M. Marcaty, pharmacien de cette ville, jeune encore, était traité sans succès par cinq médecins ; on l'avait saigné neuf fois et on lui avait appliqué plusieurs centaines de sangsues. M. Theuillé, trouvant le malade sans force et dans le délire, s'opposa à ce qu'il fût saigné de nouveau. On devait attendre et on espérait, disait-on, une crise favorable le quinzième jour; l'homœopathe fut éliminé d'une manière peu courtoise et surtout peu délicate. Cependant, le beau-frère du malade vint trouver M. Theuillé et le pria de lui donner le remède qu'il jugeait convenable ; on lui administra l'*arsenic* en doses infinitésimales ; le malade dormit huit heures, et en s'éveillant il avait la tête libre; il a pris encore deux autres remèdes, et sa convalescence très courte n'a pas eu les suites ordinaires. On n'a pas manqué de dire que quelquefois la nature opérait de ces prodiges. Les médecins allopathes ne sont plus revenus voir le malade. Ce M. Marcaty, qui a la confiance du Capitan-Pacha, est chef de deux hôpitaux, et c'est par son intermédiaire que M. Theuillé a pu se procurer du pus extrait du bubon d'un pestiféré. Il en a mêlé deux gouttes avec dix gouttes d'eau et de l'alcool ; à l'addition de l'alcool, le virus s'est coagulé, mais par les secousses il s'est bien mêlé et a été traité à la trentième dilution et granulé. M. Joly le premier l'a reçu en bouteille, et l'a eu ensuite aux douzième, vingt-quatrième et dix-huitième dilutions. Le virus a dû, malgré la coagulation alcoolique, se dissoudre suffisamment dans l'eau pour conserver et communiquer ses propriétés ; l'alcool a servi à empêcher son altération. On le conserve dans une enveloppe de fer-blanc. M. Theuillé, en le préparant, a été pendant dix heures dans une cruelle anxiété, tourmenté de violents maux de tête, comme si on lui enfonçait des clous près des tempes ; il avait des douleurs intenses aux lombes, aux cuisses, et *un bubon a commencé à poindre*; c'est alors qu'il a compris que c'était le cas d'essayer le remède sur lui-même, ce qu'il a fait avec un plein succès, sans en avoir rien dit à personne, pas plus que M. Joly ne s'est vanté de sa curieuse possession. « Il me paraît, dit-il, assez curieux d'avoir en portefeuille des poudres empestées ; il n'en est pourtant résulté aucun accident. » Bientôt pourtant on put en parler plus librement. De vingt-huit malades qui ont reçu le remède par des infirmiers en secret, quatre sont morts, au nombre desquels se trouvaient de vieux malades. M. Theuillé ayant été invité à donner des soins plus assidus, se rendit presque chaque jour au dépôt des pestiférés du grand hôpital de la marine. M. Joly y vit passer en revue une vingtaine de malades, dont trois entrants. On leur donnait aussi l'aconit et la belladone comme moyens consécutifs, et l'arsenic pour des callosités d'anciens bubons. Tous étaient dans un état satisfaisant et promettaient la plus heureuse réussite.

Dans la maison du Capitan-Pacha, il y avait une petite fille attaquée de bubons, avec cette chaleur dévorante, souvent compagne de la peste. M. Marcaty lui a administré deux paquets en quatre doses ; elle est rétablie et il en a écrit au grand amiral, qui avant son départ avait fait cadeau d'une tabatière d'or à M. Theuillé pour avoir guéri son protégé (M. Marcaty). Ces faits, qui se passaient en 1835, avaient lieu pendant une épidémie assez forte. Ainsi, à l'hôpital des Grecs, au-delà des Sept-Tours, il y avait chaque semaine de dix-sept à vingt-quatre cas. Aux hôpitaux des pestiférés, les infirmiers prenaient les croûtes des bubons, les écrasaient et les vendaient aux amateurs, qui suspendaient cette poudre sur leur poitrine comme moyen préservatif. Nous voyons déjà là une intuition, une approximation de l'idée isopathique. On envoya une quarantaine de poudres à l'hôpital grec des Sept-Tours ; on dit qu'il y eut des succès prononcés. Du nombre de ceux que M. Theuillé a traités, une douzaine sont rentrés dans leurs bâtiments respectifs, avec le même linge encroûté du pus de leurs bubons et sans avoir subi toute la quarantaine dans la salle d'observation. Toutefois, le nouveau remède étant administré au hasard et sans suite pour les accidents consécutifs, on s'exposait à bien des mécomptes. Ainsi un pestiféré, qui l'avait pris et s'en trouvait très-bien, fut trouvé les jours suivants avec les yeux hagards, la cornée injectée, la langue noire et les lèvres comme garnies d'une croûte de sang desséché ; les infirmier sont dit qu'il courait à travers la salle comme un insensé. Heureusement, on lui administra l'arsenic ; le lendemain il était bien. M.Joly lui-même fut atteint d'une pustule brûlante à la lèvre en séjournant quelques instants sur un embarcadère dit des Echelles, au-dessous duquel croupissaient des dépôts fangeux. Il était si confiant en son remède qu'il la laissa s'épuiser pour en connaître la durée. Malgré l'absence de soins, le séjournement dans des baraques recouvertes de planches disjointes, et cela jusqu'à l'époque de la chute de la neige, sur soixante malades, huit seulement sont morts, parmi lesquels plusieurs anciens ou vieux, trois avec des bubons charbonneux, dont un avait été guéri du bubon et d'une fièvre nerveuse qui avait suivi. Ce dernier a succombé ultérieurement à un scorbut aigu. M. Joly croit qu'avec les moyens de préservation et de guérison indiqués, la peste est moins à redouter que le choléra. N'ayant pas comme lui des périodes rapides et difficiles à saisir pour bien des personnes, n'enjambant pas les pays à pas de géant, ayant comme et plus que lui ses opportunités de temps (saisons) et de lieux (lignes commerciales). M. Joly recommande de renouveler le remède à chaque épidémie. (*Archives de méd. hom.*, t. VI, 1837).

CONCLUSIONS

§ IX

L'Isopathie n'existe pas ; ce qu'on a ainsi appelé n'est qu'une branche et un perfectionnement de l'homœopathie.

Voilà donc un riche domaine parcouru et conquis dans la sphère des virus. Si l'on place ces divers produits à côté des nombreux venins, dont nous ne parlerons pas aujourd'hui, on conçoit quel vaste champ l'homœopathie a défriché et cultivé. Je dis l'homœopathie, car il faut bien se persuader que l'Isopathie n'existe pas, ainsi que le Dr Thorer l'a si bien fait ressortir dans le tome III des Archives. Cette expression d'Isopathie répond à une idée fausse, par suite d'une fausse interprétation des phénomènes. L'identité n'existe ici nulle part; tout est analogue. Nous nous trouvons par suite *tout bonnement* en présence d'un magnifique département de notre matière médicale. Il faut donc s'en occuper, au lieu de le mettre de côté en disant : c'est de l'Isopathie. Tandis que nos savants officiels s'attardent dans le culte des hypothèses, la jeune école brûle d'obtenir des résultats et parcourt avec véhémence la voie qui conduit au cœur, aux entrailles des faits. Ce sont les deux principaux propagateurs de cette doctrine dans le Nouveau-Monde qui ont exploré ce champ magnifique, constituant la troisième étape, la plus délicate et la plus puissante de notre matière médicale. Hahnemann visa d'abord les maladies aiguës et les guérit par de nombreux médicaments ; mais il sentit bientôt le besoin de faire un pas de plus. Il fallait atteindre ces vices originaires, constitutionnels, qui favorisaient l'éclosion, entretenaient et perpétuaient les ravages de ces maladies diverses. De là naquit la seconde classe de médicaments, dits des maladies chroniques ou antipsoriques. Enfin restait encore un désidératum très-grand : il fallait ne point se borner à apporter du soulagement et, si possible, du remède aux désordres plus ou moins profonds, aux destructions même opérées par ces puissants ennemis ; il fallait trouver des agents capables de cuirasser l'humanité vulnérable contre les atteintes de tout ennemi extérieur, de l'imprégner aussi, de l'embaumer pour ainsi dire contre les soulèvements possibles de notre corruption intérieure tendant à s'allier aux maux extérieurs. (Action de certains remèdes dans l'Helminthiase). C'est bien ici que, dans la mesure permise à l'homme, se révèle la puissance de son génie — par le radicalisme de ses effets ! Dire au mal : « C'est déjà trop que tu aies le » temps de ronger, de miner le corps, lui faisant des » brèches irréparables ; c'est trop encore que tu puisses » paraître dans un corps sans défense ; désormais, tu » trouveras toujours ta victime armée pour te résister et » émousser la vivacité de tes coups ! » — N'est-ce pas là le chef-d'œuvre du génie médical ? De longtemps encore, on ne reconnaîtra sans doute quelle est la véritable mère qui a donné le jour à ce petit, car telle est la caractéristique de l'homœopathie : « A l'instar de l'humble violette, elle parfume en se cachant. »

Pour l'heure, c'est M. Pasteur qui cueille ses couronnes ; on vient de lui en tresser une à Londres, dans l'immense congrès médical, où sa figure est apparue en traits de feu, dans le bouquet d'un feu d'artifice. Lueur aussi éphémère que brillante, tu n'éclipseras pas l'astre radieux auquel tu dois ton éclat emprunté (1) ! Il resplendit depuis un demi-siècle dans l'Ancien et le Nouveau-Monde. En médecine, comme partout ailleurs, l'ère des réformes a sonné.

Nous ne sommes pourtant en France qu'à l'aurore : aujourd'hui, on nous traite de fous, d'illuminés ou d'impuissants. Demain, l'exemple, parti encore de cette terre qui a vu les exploits de Washington, deviendra pleinement contagieux. Qu'on aille en Amérique, et l'on verra, dans toutes les branches de la médecine, notre école tenir le haut bout. Pour ne parler que de la médecine interne et générale, il n'est pas un nouveau médicament, étudié sur l'animal ou le malade, en quelques traits superficiels relatifs à des empoisonnements ou à des changements grossiers de fonctions, qui ne soit l'objet là-bas, d'abord d'une annotation soigneuse des premiers travaux, puis d'une étude approfondie sur l'homme sain. Les maladies artificielles ainsi produites donnent lieu à de splendides pathogénésies enregistrées dans de vastes encyclopédies, que nous autres homœopathes français traduisons avec ardeur. Et au point de vue de la cure des maladies, que voit-on ? Le hasard seul conduit ici à des applications souvent palliatives de remèdes si mal étudiés, sans qu'il y ait le moindre rapport entre les prémisses et le résultat. Là-bas, notre inébranlable et éter-

(1) La *médecine* française est tombée de nos jours dans un tel état, qu'il faut voir un homme qui n'est pas médecin enseigner au corps médical et aux gens du monde ce qui serait connu depuis longtemps si la coalition des intérêts médicaux et pharmaceutiques, les préjugés du public et l'amour-propre officiel ne se liguaient pour empêcher la vérité de suivre le grand chemin et la ligne droite sans aucun artifice.

nelle loi de similitude conduit sûrement aux applications les plus brillantes et les plus variées. Le charbon, la gale, la dartre, la variole, la rougeole, la scarlatine, la rage, le lupus, le cancer, la syphilis, la fièvre jaune, le choléra, la peste, tous ces maux épouvantables dont le nom seul fait frémir, sont guéris et prévenus avec succès.

Enoncer les faits, c'est mettre le comble à l'éloge.

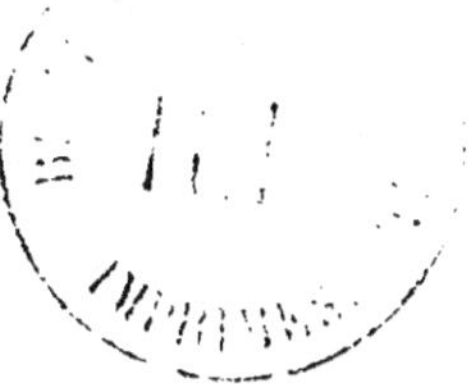

Nîmes, Imp. Roger et Laporte, place Saint-Paul, 5. — 3-83

www.ingramcontent.com/pod-product-compliance
Lightning Source LLC
LaVergne TN
LVHW020047170826
845678LV00001B/463

* 9 7 8 2 3 2 9 6 9 1 8 7 9 *